DÉPARTEMENT DE L'ALLIER

RAPPORT GÉNÉRAL

PRÉSENTÉ

A M. LE PRÉFET

SUR

LES TRAVAUX DES CONSEILS D'HYGIÈNE PUBLIQUE ET DE SALUBRITÉ
DU DÉPARTEMENT

PENDANT L'ANNÉE 1869

Par le Docteur BERGEON

Secrétaire du conseil de département, médecin des prisons et du Lycée
Imperial de Moulins, lauréat de l'école pratique de Paris,
Membre de plusieurs Sociétés savantes.

MOULINS

IMPRIMERIE DE C. DESROSIERS

MDCCCLXX

CONSEIL D'HYGIÈNE PUBLIQUE

ET DE SALUBRITÉ

DÉPARTEMENT DE L'ALLIER

RAPPORT GÉNÉRAL

PRÉSENTÉ

A M. LE PRÉFET

SUR

LES TRAVAUX DES CONSEILS D'HYGIÈNE PUBLIQUE ET DE SALUBRITÉ
DU DÉPARTEMENT

PENDANT L'ANNÉE 1869

Par le Docteur BERGEON

Secrétaire du conseil de département, médecin des prisons et du Lycée
Impérial de Moulins, lauréat de l'école pratique de Paris,
Membre de plusieurs Sociétés savantes.

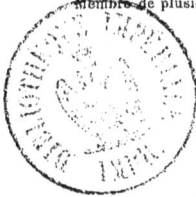

MOULINS

IMPRIMERIE DE C. DESROSIERS

MDCCCLXX

ARRONDISSEMENT DE MOULINS

Composition du conseil d'hygiène publique et de salubrité pour l'année 1869.

Président : M. le Baron SERVATIUS , préfet de l'Allier.

Vice-Président : M. REYNARD, ancien ingénieur en chef des ponts et chaussées.

Secrétaire : M. le docteur BERGEON , médecin des prisons et du Lycée impérial.

Membres :

MM. DELAGENESTE, maire de la ville de Moulins.

DE L'ESTOILLE, président de la chambre consultative des arts et manufactures.

CHARVOT, médecin des épidémies.

PETIT, chirurgien en chef de l'hôpital Saint-Joseph.

Docteur PRIEUR Emmanuel, administrateur des hôpitaux.

REIGNIER, ancien directeur de l'asile des aliénés, médecin de l'hôpital Saint-Joseph.

BUGNIET , vétérinaire , membre de la société d'agriculture.

BARDET, pharmacien-chimiste.

BOUSSAC, pharmacien-chimiste.

DE GOUVENAIN, ingénieur des mines.

Moulins, le 26 mars 1870.

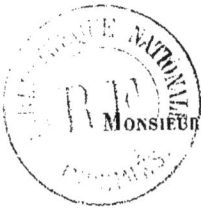

Monsieur le Secrétaire,

J'ai l'honneur de vous transmettre les rapports de
fin d'année présentés par les conseils d'hygiène des
arrondissements de Montluçon, de Gannat et de Lapalisse.

Cette transmission a pour but de vous mettre à
même de rédiger le rapport d'ensemble que vous
avez annuellement à fournir, conformément à la circulaire du 15 décembre 1867.

Agréez, Monsieur le Secrétaire, l'assurance de ma
considération très-distinguée.

Le Préfet de l'Allier,

B⁰ⁿ SERVATIUS.

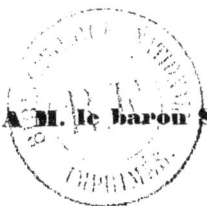

A M. le baron Servatius, préfet de l'Allier.

—

MONSIEUR LE PRÉFET.

En conformité de l'article 12 du décret du 18 décembre 1848, nous avons l'honneur de vous adresser le rapport d'ensemble des travaux des différents conseils d'hygiène publique et de salubrité du département.

Vous remarquerez que nous n'avons rien changé aux rapports partiels qui vous ont été adressés par les trois conseils d'arrondissement de Gannat, de Montluçon et de Lapalisse ; ces rapports, faits avec soin, ont chacun leur physionomie particulière ; il eût été difficile de les soumettre au même cadre ; en le faisant, nous avions à craindre d'altérer involontairement l'esprit et la lettre de ces différents travaux. *Cuique suum* a été notre devise, nous ne changerions cette manière de faire, qu'autant que vous nous feriez une loi d'agir autrement.

Parmi les travaux du conseil d'hygiène de Moulins, nous vous recommandons la lecture d'une note d'un de ses membres, M. Bardet, pharmacien en cette ville, sur les falsifications qu'il a constatées avec ses collègues, MM. les inspecteurs de pharmacie, des sirops de groseilles, au moyen du rouge d'aniline.

Nous appelons également votre attention sur le mémoire qui a pour titre : *De l'épilepsie considérée sous le rapport de l'hygiène publique,* et que nous avons communiqué au conseil d'hygiène de Moulins.

Pardonnez-nous de vous recommander ainsi une œuvre qui est nôtre ; mais après l'avoir lue, il ne restera pas dans votre esprit, nous l'espérons, la pensée que nous nous soyons préoccupé de nous. Un mobile bien autrement important nous anime. Nous cherchons à protéger une classe déshéritée de la fortune et de la nature, celle des *épileptiques simples,* classe repoussée par la société, parce qu'elle offre un véritable danger, et qui, pour cette raison même, est presque toujours vouée à la misère, au désespoir ou à la honte. Notre but, Monsieur le Préfet, est de faire combler une lacune importante dans notre régime hospitalier : nous n'avons point d'asile pour nos *épileptiques simples.* Ceux que renferme l'asile de Sainte-Catherine ne sont là que parce qu'ils sont *aliénés* et *dangereux*, en même temps qu'épileptiques.

Déjà l'un de vos prédécesseurs, M. le Cte Guyot, préfet de l'Allier, avait présenté en 1852 cette question au conseil général ; les motifs qu'il avait fait valoir lui avaient paru si plausibles, que la question d'un asile supplémentaire pour les épileptiques non aliénés avait été admise en principe ; on avait, l'année suivante, discuté le lieu le plus convenable pour cette installation, et après avoir abandonné le local de la *Grange Pérault* comme trop éloigné de

l'asile Sainte - Catherine , on avait décidé de la
faire en face de cet asile ; le prix d'acquisition était
même convenu ; l'architecte du département, M. Es-
monnot, avait fait un avant-projet dont le devis ,
le terrain compris, s'élevait à 55,000 fr. environ ;
on avait même décidé que le prix de vente de la pé-
pinière départementale serait appliqué à cette construction. Cette œuvre, essentiellement humanitaire,
allait donc recevoir une très-prochaine exécution ;
cependant rien n'est commencé après seize ans d'at-
tente. Les besoins ne sont-ils pas plus impérieux
qu'en 1853 ?

La lecture des procès-verbaux des séances du conseil général en 1854 , nous a appris que, loin de
méconnaître la nécessité d'une pareille construction,
M. Delahante, préfet qui a succédé à M. le comte
Guyot , avait prétendu que le projet fourni par
M. l'architecte départemental serait insuffisant pour
les besoins, et qu'il convenait dès-lors d'ajourner la
solution de cette question, pour qu'elle fût résolue
d'une manière plus complète un peu plus tard.

Eh bien ! nous l'affirmons, les besoins sont ur-
gents ; plus que personne, Monsieur le Préfet, vous
savez combien de fois votre cœur bon et humain a
gémi de l'impossibilité où vous vous trouviez d'offrir
un asile à tous les malheureux épileptiques qui sont
venus frapper à votre porte , ou pour le sort des-
quels beaucoup de maires, et probablement même
des membres du conseil général, cherchaient à vous
intéresser. Vous penserez donc, comme nous, que

ce moment est enfin arrivé de donner satisfaction à l'un des besoins les plus indispensables de notre département.

Conformément à la méthode que nous avons adoptée, nous allons nous occuper :

1° Des questions soumises dans l'année à l'appréciation du conseil d'hygiène publique et de salubrité, sur votre invitation.

2° Des questions d'hygiène générale soumises aux conseils par l'initiative privée, et approuvées par ces mêmes conseils.

Recevez, Monsieur le Préfet, l'assurance de notre considération très-distinguée.

Le Secrétaire du Conseil central d'hygiène
publique et de salubrité,

C. BERGEON.

EXAMEN

DES QUESTIONS SOUMISES AU CONSEIL D'HYGIÈNE PUBLIQUE

ET DE SALUBRITÉ

Le conseil d'hygiène s'est réuni cinq fois dans le courant de l'année 1869. Nous vous rappellerons, Monsieur le Préfet, que par arrêté, en date du 5 juin 1869, vous avez nommé MM. Delageneste, maire de Moulins, Bardet, Charvot et Boussac, membres du conseil d'hygiène publique et de salubrité, en remplacement de MM. Dupoyet, Pérabon, Saladin et Dubost décédés. Dans notre dernier rapport annuel, nous vous avons fait connaître les regrets exprimés par le conseil sur des morts si nombreuses, si rapprochées et si regrettables, nous n'avons donc pas à y revenir.

Deuxième pétition des habitants du quartier de la Madeleine, pour la suppression d'un puisard.

La première question dont s'est occupé le conseil d'hygiène est celle d'une seconde pétition des habitants du quartier de la Madeleine à Moulins, au sujet d'un puisard, recevant les eaux du quartier de cavalerie et des rues adjacentes et tendant à la suppression de ce puisard, et à son remplacement pour l'écoulement des eaux, par la construction de deux caniveaux, destinés à recevoir les eaux de la caserne et de l'écurie des chevaux et à les porter dans un large fossé pratiqué le long de la propriété des Magniauds, de manière à les déverser en aval du pont Chinard situé à une très-faible distance.

Cette question n'étant pas nouvelle, M. le Président a engagé M. le Secrétaire à lire au conseil le procès-verbal de la séance du 27 juillet 1868, dans lequel se trouve consigné le rapport de la commission nommée pour éclaircissement. Après la lecture de ce rapport, un membre a fait observer que l'écoulement des eaux proposé par les pétitionnaires aurait un parcours bien plus considérable que celui existant maintenant ; qu'eu égard à la faible pente des lieux, il y aurait inconvénient à changer le mode existant, parce que les eaux deviendraient plus stagnantes et par conséquent plus incommodes ; qu'il serait dans ce cas nécessaire de faire un long aqueduc couvert, qui deviendrait fort coûteux pour la ville de Moulins ; cependant le conseil, dont presque tous les membres ont une connaissance exacte des lieux, a déclaré que le puisard, dans l'état où il se trouve, peut offrir des dangers pour la salubrité publique ; il importe donc que ce foyer d'infection soit surveillé, et que le puisard soit régulièrement curé tous les ans, en temps convenable et par qui de droit, ainsi que l'a demandé le conseil d'hygiène dans les conclusions adoptées le 27 juillet 1868.

Le conseil, Monsieur le Préfet, ne pouvait donc que persister dans ces mêmes conclusions et vous engager à les transmettre à M. le Maire de Moulins pour qu'il y soit fait droit, dans le plus bref délai possible, si l'on ne voulait pas exposer le quartier aux émanations dangereuses, qui pourraient être la conséquence d'un récurage de matières vaseuses fait en temps chaud.

Rapport sur les vaccinations opérées en 1868 dans l'arrondissement de Moulins.

Dans la séance du 3 mai 1869, M. le Vice-Président a communiqué au conseil d'hygiène votre lettre du 2 avril concernant l'envoi du tableau annuel des vaccinations dans l'arrondissement de Moulins. Dans cette même lettre, vous demandiez l'avis du conseil sur les rapports de Messieurs les vaccinateurs spéciaux, et notamment sur les cas de variole et les décès causés par cette maladie.

Tableau des vaccinations opérées en 1869.

NAISSANCES	VACCINATIONS opérées par		TOTAL.	SUJETS atteints de la petite vérole.	défigu-rés.	morts.
	vaccinateurs spéciaux.	autres médecins.				
3,135	1,430	480	1,910	1		

En 1867, le chiffre des naissance était de . . .   3,087
Celui des vaccinations a été de   2,467

     Différences sur les naissances   620

En 1868, le chiffre des naissances est de . . .   3,135
Celui des vaccinations constatées est de   1,910

     Différence avec les naissances   1,225

Il y a donc eu moins de vaccinations constatées en 1868 qu'en 1867.

Plusieurs vaccinateurs spéciaux se sont plaints des résistances qu'ils ont rencontrées pour la propagation de la vaccine ; on veut bien accepter le bienfait de cette méthode préventive de la petite vérole, mais on ne veut que très-difficilement consentir à donner du vaccin pour les enfants étrangers à sa famille.

Il ne faudrait pas croire non plus que le chiffre de 1,225 pour les non vaccinés soit rigoureusement exact ; nous sommes convaincu, au contraire, qu'en additionnant toutes les vaccinations faites par des médecins, qui n'avaient point de tableaux à vous adresser, et celles opérées par des sages-femmes et même par des personnes du monde, cette différence de 1,225 devrait être réduite de plus des deux tiers.

En ce qui concerne les sujets atteints par la petite vérole, le conseil constate que les cas ont été moins nombreux en 1868 qu'en 1867 ; cependant il en a observé un certain nombre de cas pendant les mois de mars, avril et mai dans la ville de Moulins. Aucun cas de morts, ou de sujets défigurés n'a été constaté par lui, dans cette même année 1868. — Le conseil recommande toujours les revaccinations comme moyen préventif.

Circulaire de M. le Ministre de l'agriculture, du commerce et des travaux publics, en date du 15 mars 1869.

L'importance de cette circulaire nous fait un devoir de la reproduire *in extenso* dans notre compte-rendu, afin que chaque membre des conseils d'hygiène puisse la consulter au besoin.

« M. le Préfet, en me rendant compte comme d'usage,
« des travaux accomplis en 1867 par les conseils d'hygiène et
« de salubrité des départements, et en me proposant de décer-
« ner des récompenses aux membres de ces conseils qui lui

« en ont paru le plus dignes, le comité consultatif d'hygiène
« publique constate de nouveau avec regret que le nombre
« des rapports imprimés, ou manuscrits soumis à son
« examen n'a pas répondu à l'appel fait l'année dernière,
« par l'administration supérieure. Vingt départements, en
« effet, ont seuls répondu à cet appel, et encore convient-il
« d'ajouter que, sauf quelques exceptions, ce sont les
« mêmes qui figuraient au concours de 1866.

« Aussi, tout en signalant le zèle persévérant d'un petit
« nombre, le comité voit avec peine persister l'abstention
« de la plupart des conseils d'hygiène pour les questions
« qui touchent le plus au bien-être des populations, et il
« insiste pour que là où le fonctionnement de ces conseils
« semble frappé d'inertie, l'administration préfectorale en
« recherche les causes et mette en œuvre les moyens pro-
« pres à y remédier.

« Dans son opinion, un des moyens de leur donner de
« l'activité serait, à chaque vacance, de ne maintenir dans
« leur mandat et de ne désigner comme membres nouveaux
« que des personnes de bonne volonté, ayant le zèle et les
« aptitudes voulus.

« Et comme il est juste que les services rendus soient
« signalés, le comité désirerait, en outre, que, chaque
« année, en envoyant les comptes rendus, les préfets, ainsi
« que le font quelques-uns d'entr'eux, appelassent mon
« attention, toutes les fois qu'il y aurait lieu, sur les mem-
« bres qui se seraient distingués dans leur participation
« aux travaux accomplis.

« Enfin, il réitère le vœu que les comptes rendus soient
« envoyés au ministère dans les six premiers mois de l'an-
« née qui suit celle à laquelle ils se rapportent ; qu'ils soient
« préalablement imprimés, et que, dans ce but, des fonds
« spéciaux soient alloués par les conseils généraux.

« Sur les vingt comptes rendus qui m'ont été transmis

relativement à l'année 1867, douze sont imprimés et huit
manuscrits.

« Le comité déclare qu'il s'en faut de beaucoup que tous
ces documents offrent un égal intérêt ; les rapports imprimés, et parmi eux, ceux du Nord, de la Somme, de Seine-
et-Oise, de l'Hérault, du Morbihan et du Gers, lui ont
paru de beaucoup les plus remarquables, tant par le
nombre. que par l'importance des questions traitées.
Parmi les manuscrits, le comité a distingué le rapport
concis mais très-substantiel envoyé par le Haut Rhin.

« Les questions relatives aux établissements classés occupent, comme d'ordinaire, la plus grande place dans les
travaux des conseils d'hygiène en 1867. Ainsi, dans le
seul département du Nord, qui, à la vérité, tient la tête,
307 rapports sur des questions de ce genre ont été lus et
discutés, tant au Conseil central que dans les conseils des
six autres arrondissements. Grâce à l'intervention de ces
conseils, des faits d'une haute gravité pour la salubrité
publique ont été constatés et réprimés immédiatement
par l'autorité compétente.

« Toutefois, ainsi que le comité ne manque pas de le
faire remarquer, les conseils de salubrité, dans leur tâche,
n'ont pas perdu de vue, que si leur action protectrice
doit s'attaquer aux abus, elle ne doit en rien gêner l'industrie dans son essor ; qu'elle doit, au contraire, favoriser ses progrès en indiquant les procédés et les métho-
des les plus propres à dépouiller certaines pratiques
industrielles de ce qu'elles ont de dangereux pour les
ouvriers qui s'y livrent.

« Au nombre des travaux importants des conseils d'hygiène du département du Nord, le comité cite particulièrement : 1° la réglementation des brasseries ; 2° les pres-
criptions à imposer aux distilleries, aux fabriques de
sucre et à toutes les industries qui déversent dans les
cours d'eau des liquides altérables, à raison des matières

« organiques qu'ils contiennent ; 3° les expériences compa-
« ratives faites avec le réactif suvern (1) et avec la chaux
« seule pour désinfecter les eaux sales provenant de fabri-
« ques : 4° enfin les rapports intéressants de M. Meurein sur
« l'état de la salubrité publique dans le département, rap-
« ports où la question de l'infection des cours d'eau par
« les résidus industriels et celle des moyens d'y remédier
« sont traités avec le plus grand soin.

« Dans les dix-neuf autres départements, notamment
« dans ceux de Seine-et-Oise, de la Gironde, de l'Hérault,
« de la Somme, de l'Aisne et du Gers, le comité a trouvé à
« signaler des travaux de même ordre, dont quelques-uns
« ont un égal intérêt. Dans la Gironde, c'est surtout la
« question des dangers résultant de l'emmagasinage de
« l'huile de pétrole qui appelle la sollicitude du conseil de
« salubrité de Bordeaux ; dans l'Hérault, c'est le moyen
« d'empêcher l'infection des cours d'eau par les vinasses
« provenant des distilleries de trois-six ; le travail du con-
« seil central à ce sujet est, dit le comité, un véritable
« traité, qui sera consulté avec fruit.

« Les travaux relatifs à l'hygiène générale, à la salubrité
« et à l'assainissement des villes sont représentés, en 1867,
« par un certain nombre d'études intéressantes : le comité
« place au premier rang, pour le mérite et l'utilité, un tra-
« vail de M. le docteur Hecquet, membre d'un des conseils
« de la Somme ; ce travail intitulé : *Recherches sur les eaux*
« *de l'arrondissement d'Abbeville, au point de vue de*
« *l'hygiène,* » est la continuation, sur une grande échelle,
« d'études analogues faites précédemment par le même

---

(1) Chlorure de magnésium . . . .   10 kilogrammes.
Chaux   100   id.
Goudron de gaz   10   id.
2 millièmes du liquide à purifier.

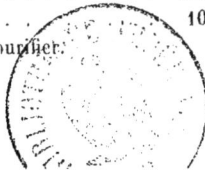

2

« médecin sur les eaux de cette ville. L'eau y est surtout
« étudiée au point de vue des usages domestiques.

« A cette occasion, le comité fait remarquer qu'il serait
« du plus grand intérêt pour l'hygiène de connaître la com-
« position exacte de toutes les eaux en usage comme boisson
« habituelle, pour pouvoir ensuite apprécier leur influence
« sur l'organisme. Ce que des études partielles ont laissé
« entrevoir à ce sujet fait vivement désirer au comité qu'un
« travail complet, entrepris sur une vaste échelle, vienne
« fixer les incertitudes qui peuvent encore exister. Les con-
« seils d'hygiène et de salubrité disséminés sur toute la
« surface de la France, étant dans les meilleures conditions
« pour entreprendre une telle œuvre, le comité exprime
« le vœu qu'ils s'occupent de l'hydrologie complète de leurs
« départements, de manière à procurer à l'administration
« les matériaux d'un travail d'ensemble qui manque.'

« Passant de l'étude des eaux employées comme boisson
« à la question des cours d'eau envisagés au point de vue
« de la salubrité publique, le comité a constaté d'intéres-
« sants travaux, notamment dans les départements du Nord,
« de Seine-et-Oise et de l'Hérault. La plupart ont pour
« objet de remédier à l'infection occasionnée par les ma-
« tières putrescibles provenant d'usines et versées dans le lit
« des ruisseaux.

« Il signale, en outre dans les comptes-rendus de Seine-
« et-Oise, un projet ayant pour but de fournir à la ville de
« Versailles la quantité d'eau dont elle a besoin pour ses
« services publics et un rapport remarquable de M. le se-
« crétaire du conseil central sur les moyens d'assainir les
« égouts de la même ville.

« En ce qui touche les épidémies, les maladies qui se
« trouvent le plus souvent mentionnées sont, au premier
« rang, la variole, puis la rougeole, les angines diphtéri-
« ques, la coqueluche. »

« Parmi les travaux relatifs aux maladies contagieuses,

« le comité signale un rapport très-étendu de M. le docteur
« Guipon sur la maladie charbonneuse chez l'homme et
« chez les animaux, d'après les résultats d'une enquête
« faite dans le département de l'Aisne et dans sept des dé-
« partements voisins. Le comité a vu, dans ce travail, un
« ensemble de recherches utiles et recommandables.

« Les rapports relatifs à la vaccination attestent que le
« zèle de la plupart des conseils d'hygiène pour la propa-
« gation de cette pratique bienfaisante ne s'est pas ralenti.
« Mais ils attestent aussi l'insuffisance des moyens de pro-
« pagation et de vérification dans certains départements.
« Le comité fait observer que le nombre et la violence des
« épidémies varioliques signalées dans les mêmes dépar-
« tements (le Morbihan entre autres) ne montrent que
« trop la nécessité de redoubler d'effort pour vaincre, à
« l'endroit de la vaccine, l'incurie et les répugnances des
« populations rurales, et aussi pour encourager les revac-
« cinations.

« Le département du Gers doit être placé au nombre de
« ceux où les conseils d'hygiène fonctionnent avec le plus
« d'activité; mais les noms des membres qui ont pris part
« à leurs travaux et les rapports eux-mêmes ayant été, à
« quelques exceptions près, omis dans les procès-verbaux,
« le comité s'est vu à son grand regret, privé de la satis-
« faction de pouvoir faire la part équitable de chacun dans
« les services rendus. Cette omission est regrettable ; elle
« tendrait à détruire toute émulation ; le comité émet donc
« le vœu qu'à l'avenir les noms des rapporteurs et les rap-
« ports in extenso, ou en analyse soient insérés dans les
« comptes-rendus des conseils d'hygiène.

« J'appelle, Monsieur le Préfet, toute votre attention sur
« les observations et les vœux du comité consultatif d'hy-
« giène publique. Je vous prie de ne rien négliger pour
« assurer le fonctionnement régulier des conseils d'hygiène
« et de salubrité de votre département, et pour stimuler le

« plus possible le zèle des membres qui les composent. De
« mon côté, je me ferai un véritable plaisir de distribuer
« des encouragements et des récompenses à ceux d'entre
« eux dont les travaux m'auront été signalés.

« Voici pour 1867, la liste nominative des membres des-
« dits conseils, auxquels, sur la proposition du comité con-
« sultatif d'hygiène publique, j'ai décerné des récompenses
« honorifiques, en raison des services qu'ils ont rendus.

« Suivant l'usage, cette liste sera publiée au *Journal*
« *officiel* de l'Empire.

Médaille d'or.

« M. le docteur Hecquet, membre du conseil d'hygiène
« et de salubrité de l'arrondissement d'Abbeville, pour son
« intéressant travail intitulé: *Recherches sur les eaux de*
« *l'arrondissement d'Abbeville au point de vue de l'hy-*
« *giène.* »

Médailles d'argent

« M. le docteur Dumas, vice-président du conseil central
« de l'Hérault, à raison de ses intéressants travaux d'hy-
« giène et de son compte-rendu général des travaux de
« l'année.

« M. Rabot, pharmacien, secrétaire-général du conseil
« central de Seine-et-Oise, auteur de nombreux rapports
« sur d'importantes questions d'hygiène et du compte-rendu
« général.

« M. le docteur Fouquet, secrétaire du conseil central du
« Morbihan, pour son zèle soutenu et ses consciencieux
« comptes-rendus des épidémies qui ont régné dans ce dé-
« partement.

« M. Meurein, pharmacien à Lille, inspecteur de la sa-
« lubrité, membre du conseil d'hygiène, auteur de rapports

« pleins d'intérêt sur l'état de la salubrité publique, dans
« le département du Nord.

« M. le docteur Guipon, vice-président du conseil central
« de l'Aisne, pour divers rapports et notamment pour son
« important travail sur la maladie charbonneuse.

« M. le docteur Duclos, zélé secrétaire du conseil central
« de la Seine-Inférieure, rédacteur du compte-rendu général
« et auteur de très-bons rapports sur le service de la vac-
« cine et la statistique des décès des enfants âgés de moins
« d'un an à Rouen.

« M. le docteur Le Bile, secrétaire du conseil central de
« la Sarthe (déjà honoré d'une médaille de bronze l'année
« dernière), pour l'activité persévérante dont il fait preuve
« dans ses fonctions de rapporteur général et la part im-
« portante qu'il prend aux travaux du conseil dont il est
« membre.

« M. Pillet, ancien pharmacien à Tours, membre du
« conseil d'hygiène et de salubrité d'Indre-et-Loire depuis
« 1848, recommandé par le préfet pour son honorabilité et
« ses nombreux services.

« M. le docteur Bucquoy, secrétaire du conseil d'hygiène
« de l'arrondissement de Péronne depuis 1832, recom-
« mandé par le préfet de la Somme pour services signalés
« dans l'exercice de ses fonctions.

Médailles de bronze.

« M. Billandel, ingénieur des ponts et chaussées à Ver-
« sailles, membre du conseil central de Seine-et-Oise,
« auteur de rapports intéressants sur des questions d'hy-
« giène publique.

« M. le docteur Maheut, secrétaire du conseil central du
« Calvados, rapporteur zélé et rédacteur du compte-rendu
« général.

« M. Verrier, vétérinaire départemental, membre du

« conseil d'hygiène de Rouen, pour son zèle et son intéres-
« sant rapport sur les épizooties dans le département de la
« Seine-inférieure en 1867.

« M. le docteur VIMPFFEN, secrétaire du conseil central
« du Haut-Rhin, dont le résumé sommaire, mais très-
« substantiel des travaux de l'année, atteste l'activité de ce
« conseil et fait désirer un compte-rendu *in-extenso*.

« M. THIBIERGE, chimiste à Versailles, membre du con-
« seil central, auteur d'un bon travail sur les eaux qui ali-
« mentent la ville.

« M. DUBOS, secrétaire du conseil central de l'Oise, auteur
« d'un compte-rendu général fait avec beaucoup de soin.

« M. PETIT-LAFFITE, professeur d'agriculture, membre du
« conseil d'hygiène de Bordeaux, rapporteur zélé de nom-
« breuses affaires intéressant l'hygiène publique.

« M. le docteur GUICHARD, secrétaire du conseil central
« de la Charente, auteur consciencieux du compte-rendu
« général de ce département.

« M. le docteur RICARD, secrétaire du conseil central de
« la Charente, auteur du compte-rendu général de ce
« département.

« M. le docteur BERTRAND, membre du conseil d'hygiène
« de Saint-Omer depuis sa fondation, recommandé par
« une délibération de ce conseil.

« Recevez, M. le Préfet, l'assurance de ma considération
« la plus distinguée.

« *Le ministre de l'Agriculture, du Commerce*
« *et des Travaux publics,*

« Signé : E. GRESSIER. »

Demande en autorisation de construction d'un four à chaux.

Par votre lettre, en date du 15 avril, vous adressiez au conseil d'hygiène, une demande en autorisation de construction d'un four à chaux par le sieur Chana, dans sa propriété de Monlot, située commune de Neuvy-les-Moulins, afin d'avoir son avis sur cette question.

Le conseil l'ayant examinée, s'empressa de donner un avis favorable, car il ne s'était élevé aucune objection à ce projet. L'enquête était muette à cet égard ; le four devait se trouver établi à plus de 200 mètres de la route de grande vicinalité, n° 14, de Moulins à Saint-Menoux. Toutes les formalités étaient remplies. Le banc de calcaire à exploiter est des meilleurs ; il n'y avait donc qu'avantage pour l'industrie particulière et pour l'agriculture de la contrée.

Dans la séance du 22 mai 1869 le conseil d'hygiène a entendu la lecture du compte-rendu général des travaux des conseils d'hygiène des différents arrondissements de l'Allier, ainsi que l'éloge de quatre de ses membres enlevés d'une manière si rapide à leur collaboration et à leur plus chère affection.

Arrêté de M. le Préfet, en date du 5 juin 1869.

C'est dans la séance suivante, que nous avons fait connaître au conseil votre arrêté, en date du 5 juin 1869, nommant MM. Delageneste, Bardet, Charvot et Boussac membres du conseil d'hygiène publique et de salubrité du département, en remplacement de MM. Dupoyet, Pérabon, Saladin et Dubost décédés.

Il était ainsi conçu :

« Vu l'arrêté en date du 18 décembre 1848, rendu par le
« chef du pouvoir exécutif et portant création des conseils
« d'hygiène et de salubrité, vu l'arrêté de M. le Ministre de
« l'agriculture et du commerce, en date du 15 février
« 1849, déterminant le nombre des membres et le mode de
« composition de chaque conseil, vu l'arrêté préfectoral,
« en date du 11 juin de la même année, portant organisa-
« tion desdits conseils dans le département de l'Allier. Vu
« les circulaires ministérielles du 3 mai 1851, 26 avril 1858,
« 14 juin 1864 et 24 février 1865.

« Attendu le décès de MM. Dupoyet, Dubost, Pérabon et
« Saladin, membres du conseil départemental d'hygiène
« publique et de salubrité de Moulins,

ARRÊTE :

« Art. 1er. — Sont nommés membres du conseil départe-
« mental d'hygiène publique et de salubrité de Moulins
« savoir : M. Delageneste, maire de Moulins, en remplace-
« ment de M. Dupoyet décédé.

« M. Bardet, pharmacien, en remplacement de M. Péra-
« bon décédé.

« M. Boussac, pharmacien, en remplacement de M. Sala-
« din décédé.

« M. Charvot médecin, en remplacement de M. Dubost
« décédé.

« Art. 2.— MM. Delageneste, Bardet, Charvot et Boussac
« sont nommés pour le temps qui restait à courir à leurs
« prédécesseurs, c'est-à-dire MM. Delageneste, Bardet et
« Charvot jusqu'au 31 décembre 1869, et M. Boussac jus-
« qu'au 31 décembre 1871.

« Art. 3. Avant d'entrer en fonctions, les membres nom-
« més devront prêter, devant le conseil, le serment pres-
« crit par l'article 14 de la constitution, modifié par le
« sénatus-consulte du 23 décembre 1852.

« Art. 4. Le procès-verbal d'installation et de prestation
« du serment sera consigné, séance tenante, sur le registre
« des délibérations du conseil d'hygiène et une expédition
« en sera immédiatement transmise à la préfecture.

« Art. 5. M. le vice-président du conseil départemental
« d'hygiène est chargé d'assurer l'exécution du présent
« arrêté. »

Toutes les dispositions prescrites par votre arrêté furent
exécutées dans la séance du 16 août 1869.

Dans cette même séance, le secrétaire central du conseil
d'hygiène lui communiqua de votre part :

1° Le *Rapport général de l'académie impériale de médecine*
sur l'état sanitaire de la France en 1867. Rapporteur M. Bri-
quet.

2° Les procès-verbaux des séances du conseil central
d'hygiène publique et de salubrité et les rapports approuvés
par les différents conseils d'hygiène du département de la
Moselle de 1867 à 1869.

3° Le rapport général sur les travaux des conseils d'hygiène publique et de salubrité du département du Cher
pendant l'année 1868.

Deuxième demande en autorisation de con-struction d'un four à chaux.

Le 26 janvier 1869, le sieur Saulnier Claude de Montilly,
vous adressait une demande pour être autorisé à construire
un four à chaux permanent dans sa propriété. L'enquête a
produit trois oppositions très-sérieuses ; d'un autre côté,
trente personnes ont signé au procès-verbal pour exprimer
le désir de voir établir le nouveau four dans l'intérêt de
l'agriculture.

Des intérêts opposés se trouvaient donc en lutte. Dans cette circonstance, le conseil a pensé que le meilleur moyen de se faire une idée juste de la valeur des oppositions que rencontrait le projet du demandeur, c'était de faire visiter les lieux, une Commission fut aussitôt nommée et trois semaines après, elle vint faire connaître au conseil d'hygiène publique le résultat de ses investigations à cet égard et le conseil vous proposa de suspendre votre autorisation.

Rapport sur la visite du terrain où le sieur Saulnier Claude aîné, de Montilly, se propose d'établir un four à chaux permanent.

MM. BARDET, BOUSSAC ET CHARVOT, MEMBRES DE LA COMMISSION NOMMÉE A CET EFFET. — M. LE DOCTEUR CHARVOT, RAPPORTEUR.

Messieurs,

Conformément à la décision prise dans votre dernière réunion, Nous soussignés, Bardet Antoine, Boussac Jean-Louis, pharmaciens, et Charvot Auguste, docteur en médecine à Moulins, rapporteur, formant la Commission d'enquête nommée par vous pour visiter le terrain où le sieur Saulnier Claude aîné, se propose d'établir un four à chaux permanent dans sa propriété dite la forte Terre de Lalut, commune de Montilly et statuer sur la valeur des oppositions faites à cet établissement.

Nous sommes transportés ce jourd'hui, vingt-huit août mil huit soixante-neuf, heure de trois de l'après midi audit lieu de Lalut, où en présence des deux frères Saulnier Claude l'aîné demandeur, et le plus jeune opposant, nous avons pu constater ce qui suit:

Le sieur Saulnier Claude aîné possède là où il se propose

d'établir son four, au lieu dit la Terre forte de Lalut, un terrain très-mouvementé comprenant deux parties distinctes.

1º Une première parcelle de terre formant un pic contigu à ceux du sieur Mazerolles Gilbert, dit Mazon, au couchant et de M. le comte de Bourbon au levant, et ayant directement accès sur le chemin public des petits Bessays, sur lequel pourrait très-bien être établi la sortie du four en question, malgré l'opposition formulée à cet égard par le sieur Saulnier Claude jeune.

En effet, dans ce pré existe une servitude, celle d'un chemin de voiture commun aux deux frères Saulnier; mais comme nous venons de le dire, cette difficulté pourrait être très-facilement levée par le demandeur qui possède assez d'espace suffisant dans son pré, en dehors du chemin qu'il doit à son frère, pour en établir un autre destiné à la sortie de son four à chaux sur le chemin communal ci-dessus énoncé.

2º A la suite de ce pré se trouve la deuxième portion de terrain sur laquelle le sieur Saulnier se propose d'établir son four, et qui est, elle-même, composée de deux parts : l'une plus petite, plus plane, inscrite sur le plan au nº 124 section D, fait immédiatement suite au pré ci-dessus, dont elle est séparée par un ruisseau ; l'autre, plantée en vigne, bien plus élevée que cette première partie, est assez étendue et désignée sous le nº 123, section D. (Dans cette dernière parcelle, la partie désignée comme appartenant à M Legros, l'a été à tort par M. l'agent-voyer, le sieur Saulnier possède en entier toute cette portion de terrain.)

Or, nous pouvons de suite vérifier que dans cette deuxième partie de son terrain le sieur Saulnier pourrait très-facilement établir un four à chaux, car l'extraction de la pierre calcaire en serait très-facile en raison de la pente brusque qui sépare les deux parcelles nos 123 et 124 et qui permettrait d'attaquer de suite la couche de calcaire très épaisse et très-élevée en cet endroit.

Malheureusement l'examen sur les lieux nous a démontré d'une manière formelle que l'établissement dudit four, par le sieur Saulnier Claude aîné, lui était rendue complètement impossible et voici pourquoi :

En effet, dans le plan soumis à votre appréciation ne figure pas une enclave assez importante appartenant à M. le comte de Bourbon et existant juste au milieu de la portion basse de la parcelle n° 124 du terrain du sieur Saulnier Claude aîné.

Cette omission signalée par les sieurs Saulnier Claude jeune et Riboullet agissant au nom de M. de Bourbon dans leurs oppositions est réelle en ce point, son existence est des plus importantes, car là est tout le nœud de la question :

En effet, à cause de cette petite parcelle de terre formant un carré de 10 mètres de côté environ, planté de pommiers, enclavé au milieu de la sienne et situé seulement à 10 mètres de l'endroit où il se propose d'établir son four, le sieur Saulnier ne peut avoir d'espace suffisant pour se livrer à une exploitation donnant lieu à une aussi grande quantité de matières encombrantes que celle de la chaux et aussi nuisible à la végétation d'arbres fruitiers situés à une aussi faible distance de ce four.

Quant à ce qui est des autres objections formulées par le sieur Mazerolles Gilbert, dit Mazon, nous avons pu nous convaincre qu'elles ne seraient pas suffisamment graves pour entraîner le refus de l'autorisation demandée, si la cause opposante la plus sérieuse n'existait déjà du côté de l'enclave possédée au milieu des terres du sieur Saulnier Claude aîné par M. le comte de Bourbon.

Le sieur Mazerolle Gilbert, dit Mazon, prétend en effet, que les eaux obstruées par un pont construit sur le pont de Confaix par le demandeur, pour le passage de son che-

min de sortie, viendraient refluer et envahir son pré situé
en amont.

Cette objection peut être facilement écartée par le sieur
Saulnier Claude qui n'aurait pour cela qu'à établir un pont
assez ouvert pour laisser aux eaux une libre circulation, ce
qu'il pourrait très-bien faire, car son terrain est assez en
pente à gauche du ruisseau pour qu'il puisse établir une
arche de pont d'une hauteur suffisante pour laisser au
ruisseau tout son écoulement.

Pour ce qui est de la seconde objection, consistant à dire
que la fumée du four à chaux viendrait nuire aux produits
de sa vigne, elle ne nous a pas paru fondée. Malgré en effet
l'action réellement délétère de gaz provenant de la com-
bustion des houilles et de la pierre à chaux, l'éloignement
de la vigne du sieur Mazon à plus de 100 mètres de l'ouver-
ture du four et la situation bien en contre-haut au couchant
et à l'abri des vents du nord-ouest qui soufflent le plus souvent dans ce petit vallon, tourné lui-même de l'est à l'ouest,
nous ont paru des motifs suffisants pour n'attacher aucune
importance à cette opposition.

Quant à celle formulée par le sieur Saulnier Claude jeune
frère du demandeur elle serait plus sérieuse ; la circulation
à laquelle il a droit à travers les terres de son frère pourrait en effet être rendue plus difficile et même dangereuse
par l'établissement du four que le sieur Saulnier Claude
aîné se propose d'étalir à sept mètres seulement de son
chemin de passage.

Cette opposition nous a paru être suffisamment fondée
pour invalider la demande en autorisation à moins que les
deux frères ne parvinssent à s'entendre entre eux sur un
échange mutuel de terrain, par rapport à la vigne du sieur
Saulnier jeune qui se trouverait située trop près du four,
ou au changement du chemin dû à travers ses terres par le
sieur Saulnier aîné à son frère Claude jeune, en le repor-

tant à une distance suffisante du four, pour qu'il n'y ait à craindre aucun accident.

Maintenant pour en finir avec les diverses objections et simplement à titre de renseignement, car nous n'avons pas à statuer directement aujourd'hui sur cette question, qu'il nous soit permis, Messieurs, de vous transmettre les opinions que nous avons pu recueillir sur les lieux.

Il s'agit de l'allégation émise dans son opposition par le sieur Mazerolle Gilbert dit Mazon, à savoir : « que le four à chaux à établir n'est nullement nécessaire, ni pour les besoins de l'industrie ni pour ceux de l'agriculture, attendu que deux des quatre fours établis déjà dans la commune de Montilly ne trouvent pas à écouler leurs produits. »

A cette objection et sans nous étendre sur les bienfaits réels et trop bien démontrés pour notre pays de l'amendement calcaire, nous devons vous dire, Messieurs, que le sieur Saulnier Claude jeune, opposant et qui fait déjà exploiter un four à chaux depuis longtemps et à peu de distance en amont de celui que se propose d'établir le sieur Saulnier Claude aîné son frère, nous a affirmé « que le commerce de la chaux marchait très-bien et que toute la quantité fabriquée par lui trouvait le plus facile écoulement. »

Conclusions de la Commission.

En conséquence, Messieurs, votre commission d'enquête après avoir mûrement pesé la valeur de ces faits et diverses observations, a l'honneur de venir soumettre à votre approbation les propositions suivantes :

1° Il y a lieu de regarder comme non fondées les diverses oppositions faites par le sieur Mazerolle Gilbert dit Mazon, à l'établissement d'un four à chaux par le sieur Saulnier

Claude aîné dans sa propriété dite la forte terre de Lalut commune de Montilly.

2° Il y a lieu au contraire de prendre en très-sérieuse considération les oppositions formulées :

1° Par le sieur Saulnier Claude, jeune, en ce qui touche le chemin auquel il a droit à travers les terres de son frère, et

2° Par M. le comte de Bourbon, propriétaire d'une enclave de terrain dans le propre héritage du sieur Saulnier aîné.

Et en conséquence d'ajourner l'autorisation à accorder pour l'établissement de ce four jusqu'à ce que ces oppositions aient été levées.

En foi de quoi nous avons rédigé et signé le présent procès-verbal le déclarant conforme à la vérité.

Moulins ce vingt-huit août 1869.

Après la lecture de ce rapport, une discussion s'engage à cet égard et le conseil admet les conclusions de la commission.

Mouvement de la population de la ville de Moulins (Allier), en 1869.

En consultant le mouvement de la population de la ville de Moulins, nous constatons le résultat suivant :

Naissances.	Garçons	275	Total...	519
	Filles	244		
Décès.	Sexe masculin	293	Total...	579
	Sexe féminin	283		

Il y a donc une différence de soixante au profit des décès.

Le tableau des décès par âge, donne le résultat suivant :

HOMMES						FEMMES.					
de 0 à 5 ans.	de 5 à 15 ans.	de 15 à 25 ans.	de 25 à 40 ans.	de 40 à 60 ans.	60 ans et au-dessus.	de 0 à 5 ans.	de 5 à 15 ans.	de 15 à 25 ans.	de 25 à 40 ans.	de 40 à 60 ans.	60 ans et au-dessus.
94	5	13	28	60	57	62	6	14	18	35	100

Etudions maintenant les causes de décès déclarées à l'état civil dans la même année. Ce second tableau donne les résultats suivants :

Causes de décès connues........ 492
Causes inconnues 25
Individus décédés sans avoir appelé de médecins.................. 30 } Total. 597.
Individus ayant reçu les soins d'un médecin, mais pour lesquels il n'a pas été remis de bulletin......... 50

Sur les 492 personnes dont la cause de décès a été indiquée, nous remarquons que les affections du cerveau et de ses annexes, des voies respiratoires, de la circulation et du tube digestif, sont de beaucoup les plus considérables, et qu'elles existent dans la proposition suivante :

MALADIES du cerveau et de ses annexes.	MALADIES des voies respiratoires	MALADIES de la circulation.	MALADIE des voies digestives.
Hommes.. 37 } 67	Hommes. 73 } 133	Hommes.. 27 } 53	Hommes.. 39 } 74
Femmes.. 30	Femmes. 60	Femmes... 26	Femmes... 35

On le voit, pendant que les maladies du cerveau, des poumons, du cœur et du tube digestif, sont 327 fois causes de la mort sur 492 cas, il ne reste que 165 pour les autres organes de l'économie.

Ce tableau peut donner une idée approximative de ce qui s'est passé dans tout l'arrondissement de Moulins.

Il est regrettable que toutes les autres communes ne suivent pas l'exemple de cette ville, il serait facile de se faire une idée exacte de la mortalité et de ses causes dans tout l'arrondissement.

Les maladies des voies respiratoires ont été surtout fréquentes pendant les mois de décembre, janvier et février ; celles du tube digestif au contraire ont prédominé pendant les mois de juillet, août et septembre.

Une seule maladie a régné *épidémiquement*, c'est la *rougeole*. Voici ce que donne à cet égard un tableau fait par le docteur CHARVOT, médecin des épidémies pour l'arrondissement de Moulins.

Épidémie de rougeole en 1869.

« La durée de l'épidémie a été de six mois pour la ville
« de Moulins, de deux mois pour la commune d'Yzeure et
« d'un mois seulement pour les autres communes, où s'est
« montrée la maladie rubéolique.

« Le nombre des cas observés a été de 169, parmi les-
« quels cinq adultes du sexe féminin et 164 enfants, dont
« 87 garçons et 77 filles.

« Sur ce chiffre de 169 malades, 14 cas de mort sont sur-
« venus chez 14 enfants dont 9 garçons et 5 filles.

« De toutes les communes où a régné l'épidémie, celle
« de Moulins a été la plus fortement atteinte, puisque 142
« cas sur 169, chiffre total, y ont été observés.

« Parmi les causes les plus fréquentes des 14 décès obser-
« vés, la *broncho pneumonie* a été celle qui a agi comme la

3

« plus grave complication de la rougeole. Dix enfants ont
« succombé à cette affection.

« Les autres maladies qui ont entraîné la mort sont *l'en-*
« *térite* qui a été la cause de 3 décès et la *méningite*, qui
« fut la terminaison fatale chez un petit garçon de 2 ans
« demeurant à Moulins.

« Pour ce qui est des divers quartiers de la ville affectés
« de préférence par l'épidémie, les faubourgs ont surtout
« présenté les cas les plus nombreux ; en effet ce sont sur-
« tout les enfants de ces quartiers excentriques, qui peu-
« plent les salles d'asiles, or il suffit qu'un enfant apporte
« la maladie, pour qu'un grand nombre de ceux qui les
« fréquentent en soient successivement atteints.

« Les décès les plus nombreux ont été observés pendant
« les mois d'août et de septembre dans les faubourgs de
« Bourgogne, Chaveau et de Paris et les rues des Grèves et
« Champ-Grenier.

« Un seul cas de décès s'est présenté dans l'intérieur de
« la ville, sur la place aux foires, chez un enfant déjà ma-
« lingre, et se trouvant dans de très-mauvaises conditions
« hygiéniques. »

Maladies qui ont régné sur les différentes espèces animales pendant l'année 1869,

PAR M. BUGNIET, VÉTÉRINAIRE,

Membre du Conseil central d'hygiène publique.

Au point de vue de la pathologie comparée, l'étude des
maladies qui sévissent le plus souvent sur les différentes
espèces animales peut avoir de l'intérêt. Nous allons faire
connaître celles que nous avons observées, du 1er janvier
1869 au 1er janvier 1870.

Ce sont, sur les solipèdes : La gourme, la typhode ou influenza, l'angine pharyngo-laryngée, la bronchite (très-fréquente), la pneumonie, la pleurésie, la congestion pulmonaire, la congestion intestinale, la congestion de la moëlle épinière, le vertige symptômatique, le tétanos essentiel, le rhumatisme musculaire, l'anasarque, la morve, le farcin, l'arthrite, la synovite et les lésions traumatiques graves des régions inférieures des membres.

Disons deux mots sur la thérapeutique de quelques-unes de ces maladies.

1° Tétanos essentiel : Cette affection résiste le plus souvent à l'action des agents curatifs : l'opium, le camphre, la valériane, l'atropine, la morphine, l'acide cyanhydrique, le cyanure de potassium ont tour à tour été essayés contre elle, sans succès. Au lieu d'employer les inhalations d'éther sulfurique, également recommandées contre le mal de cerf, nous avons injecté ce médicament dans les veines et guéri le malade sur lequel nous avons fait l'expérience.

2° La congestion de la moëlle épinière, ou paralysie aiguë du cheval est aussi une de ces affections dont la science triomphe difficilement. Sur quatre cas que nous avons observés à la fin de l'année dernière, nous avons cependant noté trois guérisons. Voici le traitement que nous lui avons opposé : Amputation de la queue à 15 centimètres de la base de cet appendice ; les artères coccygiennes sont ainsi coupées en travers. On laisse saigner, suivant la taille des animaux, jusqu'à ce que l'on ait obtenu 6, 8 et même 10 litres de sang, soit 12, 16 et 20 livres ; de plus on frictionne pendant des heures entières les membres pelviens avec de l'eau sinapisée. Sous l'influence de ce grand vide fait d'emblée dans le système circulatoire et de cette révulsion énergique, nous avons tout récemment, ainsi que nous l'avons déjà dit, guéri 3 fois sur 4.

L'influenza, qui a également sévi sur un assez grand nombre de solipèdes, s'accompagnait d'un épiphénomène

singulier. Au pourtour des naseaux et des lèvres, il se faisait une éruption de petites vésicules n'ayant d'autre coloration que celle du pigment lui-même ; puis arrivait la
dessication de ces organules pathologiques, exfoliation de
l'épiderme se gaufrant, se roulant en volutes et guérison.
Cette affection a quelques traits de ressemblance avec le
horse-pox ou vaccinogène, que nous n'avons jamais observé
et qui est infiniment plus rare que la vaccine primitive, ou
côw-pox de la vache.

Sur l'espèce bovine, nous avons observé fréquemment
l'indigestion, l'entérite, la tuberculose, la scrofule, le prolapsus de la matrice, l'avortement sporadique ; et plus
rarement la fièvre charbonneuse, le charbon essentiel,
l'invagination de l'intestin grêle, la fièvre vitulaire, la
vaccine.

Nous dirons, à propos de la fièvre vitulaire, si fréquente
chez les grandes laitières fraîches vélées, qu'en administrant les antispasmodiques à haute dose ; en faisant des
frictions révulsives sur toute la longueur de la colonne vertébrale, en ayant le soin, en outre, de traire la femelle
malade d'une manière pour ainsi dire continue, on obtient
quelques succès.

Plusieurs jeunes bovinées des races cotentine, flamande
et hollandaise nous ont donné l'occasion d'observer la *vaccine*. Les pustules vaccinales étaient irrégulièrement disséminées au pourtour de la vulve, sur le périnée, les fesses
et les mamelles. Quelques pustules étaient à leur période
initiale, d'autres étaient complétement développées ; d'autres enfin s'étaient affaissées et ressemblaient à une graine
de noix vomique. Nous n'avons pas recueilli de vaccin, ce
que nous ne négligerons pas une autre fois.

L'espèce ovine a été affectée de la cachexie aqueuse, du
piétin et du tournis. Nous ferons remarquer au sujet de ce
dernier, dont l'étude se trouve liée à celle des métamorphoses et des migrations des helsminthes cestoïdes, du

tœnia solium et du cysticercus cellulosoe, du coenurus cerebralis et du tœnia coenurus, du tœnia serrata et du cysticercus pisiformis que l'installation de fosses d'aisance, si instamment réclamée par notre zélé secrétaire, M. le docteur Bergeon, serait le moyen préventif par excellence des affections vermineuses de l'homme et des animaux. En effet, plus de matières fécales disséminées dans la campagne au voisinage des habitations, plus de ladrerie, plus de ver solitaire, etc., etc.

Dans l'espèce canine, nous avons constaté : la maladie des chiens, la rage communiquée, trois fois, la chorée, l'eczéma, le lupus et les productions hétéromorphes de la mamelle : squirrhe, encéphaloïde, colloïde, etc.

On guérit la chorée par l'administration de l'émétique à haute dose, résultat que l'on obtient difficilement en employant la plupart des médicaments prônés contre cette affection : chloroforme, éther, opium, morphine, belladone, stramoine, camphre, musc, sulfate de quinine, nitrate d'argent, strychine, valérianate de zinc, cyanure de fer, etc., etc.

Quant au cancer de la mamelle, nous avons plusieurs fois opéré la variété dite squirrheuse avec succès et sans récidive.

Nous n'avons pas étudié le choléra des poules, qui a cependant fait quelques victimes dans l'arrondissement de Moulins, à la fin de l'année dernière.

L. BUGNIET,

Médecin-vétérinaire.

QUESTIONS

Falsification des Sirops de groseilles au moyen du rouge d'aniline,

NOTE COMMUNIQUÉE PAR M. BARDET, PHARMACIEN A MOULINS.

MESSIEURS,

Nommés par M. le Préfet pour faire l'inspection des pharmacies, épiceries et confiseries du département de l'Allier pendant l'année 1869, nous avons, MM. le docteur Reignier, Boussac et moi, examiné d'une manière toute spéciale, les sirops qui se trouvent aujourd'hui chez tous les épiciers et vendus par eux au détail. Tous ceux sur lesquels a porté notre examen et particulièrement les sirops de groseilles, proviennent de maisons de Lyon, Clermont, Orléans, Bourges, Nevers, et sont assez bien préparés. Nous n'en dirons pas autant de ceux fabriqués à Moulins, où nous avons constaté que deux ou trois confiseurs commençaient à faire servir le rouge d'aniline à la coloration artificielle du sirop de groseilles.

L'emploi du rouge d'aniline dans ce dernier cas est destiné à procurer un lucre à certains confiseurs qui trouvent leur intérêt à tromper sur la marchandise vendue. Il leur

permet de supprimer la totalité ou la presque totalité de suc
de groseilles dans la préparation de ce sirop, et de le rem-
placer par un alcoolat de framboises ou de cassis à la dose
d'une cuillerée à café environ par litre de sirop, additionné
d'acide tartrique ou citrique.

Ce sirop ainsi préparé constitue une concurrence dé-
loyale vis-à-vis du fabricant consciencieux qui prépare le
sien avec le suc pur de groseilles et qui, forcément, est
obligé de le vendre plus cher.

En effet, le rouge d'aniline leur coûte de 0 fr. 05 c. à
0 fr. 10 c. le gramme ; avec deux grammes représentant
une valeur de dix à vingt centimes, ils communiquent à
60 litres de sirop de sucre une coloration plus intense, plus
riche que celle que présente le sirop de groseilles.

Les sirops ainsi colorés artificiellement sont faciles à
reconnaître à simple vue. La coloration est d'un rouge plus
vif que celle du sirop préparé avec le suc pur de groseilles,
et par une simple agitation de la bouteille, le sirop en
mouillant les parois internes, donne un reflet violacé, auquel il n'est pas possible de se méprendre.

Voici maintenant les différents essais comparatifs em-
ployés jusqu'à présent, et auxquels j'ai eu recours pour en
constater la présence.

L'acide azotique rend plus intense la couleur rouge du
sirop de groseilles pur et donne une teinte jaune oranger
au sirop coloré avec le rouge d'aniline.

Une solution de potasse caustique change la couleur
rouge du sirop de groseilles pur en vert sale, tandis qu'elle
décolore le sirop à l'aniline.

Quelques gouttes de sous-acétate de plomb produisent un
précipité verdâtre dans le sirop de groseilles, au lieu de
rouge dans le sirop préparé avec le rouge d'aniline.

Enfin, le chlore décolore également et le sirop de groseilles et le sirop coloré avec le rouge d'aniline, mais il se
forme dans ce dernier un précipité floconneux qui a assez

de ressemblance avec celui que produit l'ammoniaque dans une solution de sulfate ferrique.

Une autre grave question intéresse la santé publique quant à l'emploi de l'aniline. Cette substance est la base d'une industrie florissante, remarquable par la beauté des produits auxquels elle a donné lieu. C'est avec l'aniline que sont produites toutes ces belles couleurs qui éblouissent nos yeux, et qui, à une pureté et à un éclat inconnus jusqu'à ce jour, joignent le mérite d'un bon marché exceptionnel.

Produit organique qui se trouve en petite quantité dans certains goudrons de houille, l'aniline se prépare plus avantageusement par la réduction de la nitro-benzine. Traitée par le bi-chlorure d'étain anhydre, l'acide azotique, l'acide arsénique, on obtient les divers rouges d'aniline qui sont des sels à base bien définie.

Le procédé le plus généralement suivi aujourd'hui et celui qui donne le plus beau produit est le procédé par l'acide arsénique. On comprend combien l'emploi d'une substance aussi toxique que l'acide arsénique, peut donner lieu à des accidents terribles.

Nous avons, il est vrai, examiné l'année dernière et cette année plusieurs échantillons de ces rouges d'aniline qui, traités par l'appareil de Marhs, ne nous ont point décélé la présence d'un sel arsénical. Ce résultat tient évidemment à ce que, dans la préparation du rouge d'aniline, l'acide arsénique avait été remplacé par l'acide sulfurique ou par l'acide azotique.

En présence d'un pareil danger, ne serait-il pas prudent d'interdire l'usage de cette substance employée pour colorer en rouge une grande partie des bonbons vendus dans l'épicerie et la confiserie? car, sur vingt échantillons il suffirait d'un seul obtenu au moyen de l'acide arsénique pour occasionner de graves accidents.

A. BARDET.

De l'Epilepsie considérée sous le rapport de l'hygiène publique,

Par le docteur BERGEON, *secrétaire général du conseil central de l'Allier.*

Parmi les nombreuses maladies qui affligent l'humanité, il n'en est peut-être pas une qu'on redoute autant et qui jette plus d'effroi que *l'épilepsie.* Un malheureux vient-il à être pris en public d'une de ces crises affreuses, plus de la moitié des assistants fuit épouvantée. pendant que quelques-uns seulement, plus courageux que les autres, restent sur le lieu de la scène, pour apporter quelque secours à celui qu'une commisération générale devrait aider et protéger.

Mais est-ce complétement à tort que l'on recule ainsi épouvanté ? C'est ce que démontreront les considérations qui vont suivre.

L'épilepsie n'a-t-elle reçu qu'un nom ? Hippocrate « la « nommait *maladie sacré*, dit Esquirol, parce que les anciens « pensaient qu'elle dépendait du courroux des dieux; Para- « celse lui a donné le nom de *mal caduque. morbus caducus*, « qui est encore très-généralement adopté aujourd'hui. « Enfin, on la connaît encore sous les noms de *haut mal*, « *mal de terre, mal de Saint Jean, mal des enfants ;* et dans « l'ouest de la France on appelle les épileptiques, les *tom-* « *beurs.* »

Chez quelques malades les attaques n'ont pas débuté d'une manière violente, mais au fur et à mesure qu'elles se sont développées, elles ont pris un caractère d'intensité qu'elles n'abandonnent plus.

Dans d'autres circonstances, le malade pousse un cri et tombe rapidement tantôt en arrière, comme s'il était poussé par une main invisible, tantôt en avant, et sur la face

presque toujours ; aussi les malheureux épileptiques ont-ils
très-souvent des stygmates à cette partie du corps, qui ne
sauraient tromper un œil exercé. Tout le corps entre dans
un état de convulsion épouvantable : le globe des yeux se
tourne en dedans, ou en haut, il reste fixe, ou est agité de
mouvements spasmodiques, pendant que les paupières se
meuvent par saccades et que les muscles de la face font
les grimaces les plus hideuses. La langue ordinairement
gonflée par l'afflux du sang à la tête, tend à sortir de la
bouche avec une écume abondante, aussi les dents qui
produisent ordinairement un craquement effrayant, jusqu'à
les briser quelquefois , l'endommagent - elles presque
toujours sur ses bords d'une manière plus ou moins
fâcheuse. Tous les muscles du corps sont quelquefois dans
une raideur presque tétanique ; on a remarqué que les
pouces sont ordinairement rentrés en dedans des mains.

Le sang se porte avec une grande violence vers la tête, la
face devient rouge, animée, violacée même, elle est couverte
d'une sueur abondante ; les veines jugulaires sont énormé-
ment gonflées.

La respiration est précipitée, râlante, on dirait que les
malades vont mourir de suffocation.

Le pouls est fréquent et dur au commencement de l'attaque , sur la fin il devient quelquefois petit et faible,
comme si la vie allait abandonner le malade. Enfin il
arrive assez souvent que le sperme, les matières fécales et
l'urine s'échappent à l'insu des malheureux épileptiques.

Il y a toujours *perte complète de connaissance et insensibilité absolue ;* aussi n'ont-ils aucun souvenir de la crise
qu'ils ont éprouvée et s'il leur arrive de tomber dans le feu
ou dans de l'eau bouillante, ils y restent, s'ils ne sont se-
courus à temps.

Cette scène de désolation dure ordinairement de cinq
minutes à un quart d'heure, puis on voit les muscles se
relâcher peu à peu, la respiration devenir moins stertoreuse

et plus naturelle, le pouls se relever et perdre de sa fréquence, les yeux s'entrouvrir, mais rester hagards pendant
quelque temps, enfin la connaissance revient plus ou moins
rapidement ; mais les malheureux épileptiques éprouvent
ordinairement après leurs accès un sentiment de courbature
et de brisement dans tous les membres ; ils sont portés à la
somnolence et presque toujours à la tristesse.

Les choses ne se passent pas constamment d'une manière
aussi effrayante : quelquefois les convulsions n'envahissent
qu'un seul côté du corps, ou même qu'un seul membre,
nous avons vu à la Salpétrière et à Bicêtre, où nous avons
passé plusieurs années, comme interne de Ferrus et Rostan,
des malades perdre subitement connaissance au milieu
d'une conversation et pouvoir la reprendre, la petite crise
une fois passée, comme s'il n'était rien arrivé ; c'est cet état
qui a été désigné par les auteurs sous le nom de *vertige*.

Il est des accès qui éclatent brusquement, d'autres au
contraire qui sont toujours précédés de phénomènes pré-
curseurs ; le plus remarquable est celui qui a été désigné
sous le nom d'*aura épileptica* et qui est caractérisé par un
sentiment de fraîcheur partant d'une main, d'un pied, de la
matrice, de l'estomac, etc. et se répandant avec rapidité jusqu'au cerveau; ce n'est que lorsque cette espèce de *vapeur*
y est arrivée, que l'accès éclate ; aussi plusieurs épileptiques
se cramponnent-ils à leur pied de lit dans les dortoirs, pour
éviter les effets de la chute, quelques-uns se font appliquer
une ligature, pour arrêter le mouvement de l'aura epileptica ;
d'autres se jettent la tête fortement en arrière, se font tirer
les membres, ou courent rapidement dans l'espoir de con-
jurer l'accès.

Rien n'est plus variable que la fréquence de ces crises :
il y a des épileptiques qui n'en éprouvent que tous les
6 mois ou même tous les ans, d'autres en ressentent tous
les mois, tous les 15 jours, enfin un certain nombre tom-

bent tous les jours et même plusieurs fois dans la même journée.

Une autre remarque, qui est faite par tous les observateurs et que nous avons nous-même constatée très-souvent, c'est que certains malades, entre des accès violents, en éprouvent d'autres d'une très-faible intensité, ce qui les a fait dénommer le *grand* et le *petit mal* dans les hospices.

Il est des accès qui éclatent pendant le jour, d'autres pendant la nuit et pendant le sommeil, enfin il est des malades dont on a pu prévenir les attaques, en les tenant éveillés, ou en les éveillant à temps.

La lune exerce-t-elle une influence véritable sur le développement des accès, comme beaucoup de personnes l'ont pensé ? Voici l'opinion formulée à cet égard par l'auteur que nous avons déjà cité, Esquirol, médecin chef de la maison royale des aliénés de Charenton :

« Il n'est point de maladie qu'on ait regardée comme « plus dépendante du cours de la lune, à cause de sa pé- « riodicité, et cependant la coïncidence des accès avec les « phases lunaires n'est pas aussi constante, ni aussi régu- « lière qu'on pourrait le croire. Dans les grandes réunions « d'épileptiques, je n'ai point observé que les accès fussent « plus fréquents à certaines phases de la lune que dans « d'autres. »

Il n'est pas difficile de pressentir que des crises comme celles que nous avons décrites plus haut doivent produire des effets désastreux, non-seulement sur l'organisation physique des épileptiques, mais sur l'organisation morale.

Nous allons donc, dès ce moment, entrer dans le vif de la question, que nous nous proposons de traiter et considérer, sous le rapport de l'hygiène, les dangers que fait courir l'épilepsie.

1° Au malade lui-même.

2° A la société ; et dans ce cas nous l'envisagerons sous

le triple point de vue *de la morale, de la santé publique* et de la *sécurité des personnes et des propriétés.*

1° Dangers de l'épilepsie pour les malades.

Nous avons déjà dit que l'épileptique dans ses attaques perd *subitement* et *complétement* la connaissance et qu'il est frappé momentanément d'une *complète insensibilité.* Est-il étonnant dès lors que des enfants et même des grandes personnes, qui éprouvent comme eux le besoin de s'approcher du feu pendant l'hiver, viennent à tomber dans le foyer de leurs maisons, sur un poële très-chaud, dans une chaudière placée sur le feu, dans une bassine remplie d'huile bouillante, etc., etc. Les exemples abondent en ce genre dans les auteurs qui se sont occupés de l'étude de l'épilepsie. Pour notre compte, nous avons vu à la Salpétrière en 1832 une fille d'une quarantaine d'année, qui servait de domestique aux élèves et qui avait eu le poing coupé, à la suite d'une horrible brûlure, qu'elle s'était faite en tombant dans le feu. Disons de suite que depuis l'opération, cette pauvre fille n'avait plus éprouvé de nouveaux accès, et il y avait plus de 8 ou 10 ans qu'elle avait été amputée.

Une grande partie de la population moulinoise connaît un homme qui dans son enfance, et dans des circonstances anologues à celle que nous venons de citer, est tombé la figure dans le feu et se l'est tellement brûlée, qu'une cicacrice vicieuse s'en est suivie ; cette cicatrice, après avoir fait une traction sur la peau du cou, a attiré progressivement celle du menton, de manière à renverser complétement la mâchoire inférieure et à la maintenir soudée à la peau du cou, de telle sorte que la salive s'écoule d'une manière continue et mouille tous les vêtements. Cette déformation est tout ce que l'on peut voir de plus hideux et de repoussant.

Il y a dix ans environ la maison d'arrêt de Moulins, dont

nous sommes le médecin en chef, nous offrait le spectacle navrant d'une fille d'une trentaine d'années, qui avait été horriblement brûlée pendant une attaque, en tombant dans une chaudière d'eau bouillante. Toute la face n'était qu'une cicatrice, elle n'avait plus ni cils, ni sourcils et presque plus de cheveux ; les paupières singulièrement rétrécies ne laissaient voir qu'une partie des globes oculaires. La bouche elle-même était resserrée et des brides difformes se remarquaient aux joues et au front. Cette malheureuse fille était un objet de dégoût et d'horreur pour tout le monde, aussi était-elle généralement repoussée et voyageait-elle errante. Prise de commisération pour cette grande infortune, madame de Dreux-Brézé, mère de Mgr l'évêque, qui se donnait la mission charitable de visiter les détenues, fit beaucoup de démarches auprès des administrations, pour faire admettre cette pauvre fille à l'asile des aliénés de Ste-Catherine. On manifesta la plus grande sympathie pour elle, mais on répondit que l'asile ne pouvait s'ouvrir que pour les aliénées et que lorsqu'on en admettait d'épileptiques, c'était uniquement parce qu'elles étaient *aliénées* en même temps et *dangereuses* surtout.

Nous bornerons-là nos citations, que nous pourrions facilement étendre davantage, en ne les prenant que dans notre observation particulière ; mais si nous voulions compulser les auteurs et visiter les asiles, où se trouvent réunis en grand nombre des épileptiques ou des aliénés épileptiques, nous serions assurés d'augmenter facilement la liste des cas analogues à ceux que nous venons de citer. Nous ne pouvons cependant nous empêcher de citer encore l'observation d'une femme reçue à l'asile Ste-Catherine, depuis dix années, observations que nous devons à l'amitié de notre confrère le docteur Reignier, ancien directeur de l'asile départemental. Cette femme que nous avons pu faire photographier par M. Lacroix, grâce à la bienveillance toute confraternelle de M. Chasseloup de Châtillon, nouveau directeur de l'asile, est un des exemples les plus frappants des désordres que peut produire la chute des épileptiques dans le feu, quand elle ne les fait pas périr.

Marie Comb. femme Ch. âgée de 40 ans environ, que nous avons pu interroger dans un de ses moments de calme, car elle est le plus habituellement très-exaltée, serait tombée sur un poële en fonte pendant un accès et se serait ainsi horriblement brûlé toute la face, le front, le cou, la partie supérieure de la poitrine, les deux épaules et la paume de la main. On est frappé par la vue de la bride hideuse qui lui a retiré la bouche au point de renverser complétement la machoire et surtout la lèvre inférieure; ce qui fait que la salive coule continuellement sur les vêtements de cette malheureuse. Elle nous a déclaré avoir été soignée par notre confrère et ami le docteur Meilheurat de Lapalisse, membre du conseil général de l'Allier. Ce digne confrère lui a sauvé la vie, mais il lui était impossible d'empêcher une défiguration qui a fait un véritable monstre de cette malheureuse femme (1).

L'ustion est elle le seul danger auquel les malheureux épileptiques sont exposés ? Ecoutons encore ce que dit à ce sujet le médecin le plus autorisé, le savant Esquirol, auquel nous sommes heureux de faire de fréquents emprunts.

« Les effets accidentels de l'épilepsie, que j'appelle *locaux*, « qui peuvent être prévus, dépendent de la chute qui a « lieu au début de l'accès. Un épileptique peut tomber dans « le feu, dans l'eau, se précipiter par une croisée, etc. En « tombant, il peut se blesser gravement, se brûler, se « meurtrir le visage, se fracturer un membre, se noyer. »

C'est donc une chose bien certaine que les malheureux épileptiques sont exposés souvent à se brûler, ou à tomber dans l'eau ou à se fracturer un membre. Il ne se passe pas d'année que la presse périodique ne raconte un ou plu-

(1) Voir la photographie qui est à la fin de ce mémoire.

sieurs événements de ce genre. Est-ce donc trop demander,
que de réclamer la protection de la société pour une classe
déjà si déshéritée, quand elle est surtout privée de famille
et de ressources suffisantes ? C'est là, nous l'avouons fran-
chement, le but de ce travail ; nous voulons attirer l'attention de nos administrations et du public en même temps,
sur une lacune importante de notre régime hospitalier.

Voyons donc maintenant ce que deviennent les malheureux épileptiques. Au lieu de diminuer d'intensité et de
fréquence, leurs accès deviennent ordinairement de plus en
plus forts, et se répètent chaque jour davantage ; si bien
que toutes les commotions cérébrales, qui en sont la conséquence nécessaire, finissent par altérer les facultés mentales. Ils sont d'abord plus irascibles, plus impressionna-
bles et ne tardent pas à se porter à des voies de fait, qui
deviennent dangereuses pour eux et pour la société. C'est
un fait malheureusement trop avéré aujourd'hui que les
épileptiques ont une très-grande tendance au *suicide* et à
l'homicide. « La fureur des épileptiques éclate après l'accès,
« dit encore Esquirol (1), rarement avant, elle est dange-
« reuse, elle est aveugle, et en quelque sorte automatique ;
« rien ne peut les dompter, ni l'appareil de la force, ni
« l'ascendant moral, qui réussissent si bien à l'égard des
« autres maniaques furieux. Cette fureur est si redoutable
« et si redoutée, que j'ai vu dans un hospice du midi tous
« les épileptiques enchaînés chaque soir sur leur lit, par la
« crainte qu'ils inspiraient. »

Nous nous plaisons à croire que cette pratique est aujour-
d'hui abandonnée car elle répugne un peu aux idées huma-
nitaires du jour. La surveillance ne peut-elle pas être plus
grande et ne doit-on pas renoncer à un moyen qui serait
si humiliant pour les épileptiques non aliénés ?

Quelquefois les attaques n'ont lieu que pendant la nuit :

(1) Des maladies mentales, page 286.

Monsieur Delasiauve, médecin des aliénés de Bicêtre a soigné un épileptique, « qui, à la suite d'un calme soutenu, « avait obtenu sa réintégration dans la société. Après une « série *d'attaques nocturnes* non soupçonnées, *il tua sa* « *femme.* M. Legrand du Saulle, également médecin à « Bicêtre, qui rapporte ce fait, ajoute ensuite : nous avons « connu un jeune lieutenant de l'armée d'Orient, parfaite- « ment renseigné sur sa situation maladive, qui, toutes les « fois qu'il avait eu des accidents pendant la nuit, était « poursuivi le lendemain matin, en faisant sa barbe, par « une envie démesurée *de se couper la gorge* »

Tous les auteurs qui se sont occupés de l'épilepsie citent comme conséquence du désespoir ou de la fureur des malades d'assez nombreux exemples de *suicide* ou *d'homicide.*

Pour notre part, nous nous rappelons parfaitement quatre faits de ce genre, que nous ne relaterons pas en détail ; nous nous contenterons de dire que sur ce nombre un s'est brûlé la cervelle, deux se sont noyés volontairement, et le quatrième s'est pendu.

Il est donc bien avéré que les épileptiques abandonnés à eux-mêmes courent des dangers de toute sorte et qu'il importerait que ceux qui sont privés de toutes ressources, fussent admis dans un asile spécial, non-seulement pour y recevoir les soins qui pourraient les rappeler à la santé, mais surtout pour les protéger contre eux-mêmes.

Que vont donc devenir ces malheureux si la science et l'humanité ne s'empressent de venir à leurs secours ? C'est un fait malheureusement avéré et incontestable ; ils finissent presque tous par tomber dans la *démence,* ou l'*idiotie.* Et voilà pourquoi le nombre des *épileptiques* est si considérable dans les établissements d'aliénés.

4

II° Dangers dé l'Epilepsie pour la société :

1° AU POINT DE VUE DE LA MORALE.

Tous les auteurs sont d'accord sur cette circonstance étiologique que les épileptiques sont souvent redevables de leur maladie à l'excès des plaisirs vénériens, et surtout à l'onanisme. Loin de diminuer cette funeste propension, les accès ne font que la développer d'avantage ; aussi le nombre des épileptiques qui finissent par perdre toute retenue est-il considérable.

Une femme du peuple à Moulins est venue souvent implorer notre intervention pour lui faciliter l'admission de sa jeune fille épileptique âgée de 9 à 10 ans seulement, dans l'asile de Ste-Catherine, parce qu'elle n'était pas maîtresse d'elle et qu'elle ne pouvait l'empêcher de courir après les hommes ; les corrections, même, les plus sévères étaient devenues impuissantes. Quand cette malheureuse mère avait besoin de quitter sa maison, elle était obligée d'attacher sa fille au pied de son lit, pour éviter des scandales, dont elle était fort humiliée. Nous fîmes des démarches, mais nous savions à l'avance qu'elles seraient inutiles, parce que l'asile des aliénés de Moulins n'a point de division spéciale pour les épileptiques, ainsi que le veulent la loi sur les aliénés et les circulaires ministérielles, notamment l'instruction qui accompagne celle du 20 mars 1857.

Il y a vingt-cinq ans environ nous fûmes appelé par la justice pour nous transporter dans une des communes les plus rapprochées de Moulins afin de constater un infanticide présumé. Tout le monde attribuait l'enfant en question à une malheureuse épileptique aux trois quarts idiote, qui avait fait déjà plusieurs enfants et dont l'immoralité était un scandale public : non seulement elle recevait tous ceux

qui voulaient s'approcher d'elle, mais elle courait après les
pâtres et autres jeunes gens qu'elle rencontrait dans la campagne. Notre confrère le docteur Reignier, que nous avons
déjà nommé, a connaissance de ces faits ; il nous a assuré
que deux des enfants de cette malheureuse fille avaient été
reçus dans l'asile comme épileptiques aliénés. Cette observation n'est-elle pas intéressante à un autre point de vue,
puisqu'elle est une démonstration de plus du danger du
mariage des épileptiques sous le rapport de l'hérédité ?

Les faits que nous venons de citer ne sont malheureusement pas des exceptions ; il est certain qu'un grand nombre de localités ont à gémir souvent des scandales occa-
sionnés par des filles épileptiques, qui poussées par leurs
instincts génésiques, ne savent plus garder de retenue et se
livrent, sans honte, aux écarts les plus désordonnés. Nous
possédons dans ce moment une malheureuse fille à la maison d'arrêt, qui se trouve dans ces conditions et qui a déjà
subi plusieurs condamnations pour atteinte publique à la
morale. Cette fille se livre à tous ses penchants sensuels et
surtout à la boisson. Ses facultés intellectuelles sont très-
limitées, nous l'avions fait admettre à l'asile Ste-Catherine ;
mais quand le calme de l'isolement et d'un régime appro-
prié l'a quelque peu modifiée, on la rend à la liberté ; puis
elle ne tarde pas à être arrêtée de nouveau pour des faits
analogues, en sorte que c'est toujours à recommencer.
Cependant cette misérable fille a quelquefois des accès de
fureur pendant lesquels elle insulte les gardiens et gardien-
nes de la maison d'arrêt et brise tout, même dans sa cel-
lule de correction.

Nous pourrions multiplier des citations de ce genre,
mais arrêtons-nous devant des faits si affligeants et voyons
de suite s'il est indifférent pour la santé publique que les
personnes atteintes d'épilepsie jouissent de leur entière
liberté.

2° AU POINT DE VUE DE L'HYGIÈNE PUBLIQUE.

On ne saurait révoquer en doute la fatale influence et le danger des crises épileptiques, à l'égard des personnes qui en sont témoins pour la première fois. Ce danger est surtout considérable pour les jeunes filles et pour les jeunes femmes au moment de leurs règles. En effet, l'on a vu souvent dans ces circonstances cette utile fonction se supprimer tout à coup et un accès d'épilepsie être la conséquence de cette suppression.

D'après M. Delasiauve, dont l'intéressant ouvrage a été couronné par l'institut (1), Plater citerait un cas de ce genre ; Maison, celui d'une femme couchée avec son mari pendant la crise de celui-ci ; plus celui d'une femme âgée de 27 ans ; M. Delasiauve lui-même rapporte trois observations du même genre intéressant deux filles l'une de 15 et l'autre de 24 ans et une femme âgée de 51 ans. Esquirol (2) prétend que la vue d'un accès d'épilepsie peut déterminer cette maladie chez d'autres personnes. Il cite plusieurs exemples de ce genre de transmission entr'autres celui d'un *aliéné* qui est devenu épileptique pour avoir été témoin d'un accès ; ailleurs (3) le même auteur déclare « que les épileptiques ne doivent pas habiter pêle mêle « avec les aliénés, comme cela se pratique dans presque « tous les hospices, où l'on reçoit les épileptiques et les « aliénés. *La vue d'un accès d'épilepsie suffit pour rendre* « *épileptique une personne bien portante.* Combien plus « grand est le danger pour un aliéné quelquefois si im-« pressionnable ? Que penser de l'indifférence avec laquelle

(1) Delasiauve *Traité de l'épilepsie*, page 221.
(2) Esquirol, page 29 (bis).
(3)   id.   page 331.

« on laisse errer ces infortunés, qu'on rencontre sur la voie
« publique et qui ne manquent jamais d'attirer autour
« d'eux un grand nombre de curieux, de femmes et d'en-
« fants ? Cependant, la vue d'un accès d'épilepsie suffit
« pour rendre épileptique. »

Jusque-là, on le voit, c'est l'*effroi* et le *saisissement* qui
se sont emparés de témoins d'une attaque d'épilepsie, qui
ont provoqué le développement de cette triste maladie.

Mais il est un autre mode de transmission aussi certain
que le premier et qui est bien étonnant pourtant, nous
voulons parler de la transmission *par imitation ;*

Tous les auteurs, depuis Esquirol, admettent ce mode de
transmission. Voici ce qu'écrit à cet égard M. Delasiauve
dans l'ouvrage que nous avons déjà cité : (1)

« L'*imitation,* autre agent mystérieux, en qui Mercurialis
« voyait une sorte de faculté contagieuse, n'a pas une puis-
« sance moins positive que la *peur.* Que d'individus, pour
« avoir été accidentellement témoins d'une attaque, ne sont
« pas tombés eux-mêmes dans des spasmes semblables ?

« Sans doute, la frayeur et la répulsion réclament alors
« une large part dans la manifestation morbide. Toutefois,
« il est hors de doute que l'organisation éprouve, en certains
« cas, un besoin secret de reproduire les actes qui frappent
« les regards, et qu'une communication, pour ainsi dire
« magnétique, agite les parties similaires qu'elle sollicite à
« cette reproduction. Ne serait-ce pas à cet ordre d'influence
« qu'il faudrait rattacher les convulsions des fanatiques de
« Saint-Médard et de St-Roch, l'extase qui se produisit
« d'une manière générale en Norwège, les suicides des filles
« de Milet et un grand nombre de particularités analogues?

« On n'aurait donc pas lieu d'être surpris que le spectacle

(1) *Traité de l'épilepsie,* page 214.

« des chutes épileptiques agît aussi par le même mécanisme
« spécialement lorsque, comme à Leyde, l'affection paraît
« se propager épidémiquement : l'histoire ne rapporte-t-elle
« pas que quand, dans le lieu où les malades étaient
« réunies, l'une d'elles venait à tomber, toutes les autres
« étaient successivement saisies par l'accès ?

« M. Jolly, qui a fait de l'imitation l'objet d'un travail
« intéressant, a reconnu deux modes à cette faculté, l'un
« *intellectif* l'autre *instinctif*, et qui provoqueraient plus
« particulièrement les perturbations nerveuses. *Nos yeux,*
« dit-il, *se remplissent de larmes à la vue d'une personne*
« *qui pleure ; malgré les devoirs de la convenance, ou la*
« *sujétion de la contrainte, le rire de la joie, comme les san-*
« *glots de la douleur se propagent électriquement d'un indi-*
« *vidu à toute une foule.*

« La division de M. Jolly serait néanmoins incomplète,
« s'il n'y avait pas, sous-entendu dans l'un et l'autre ordre,
« l'élément *affectif* sur lequel a justement insisté M. Cerise,
« et qui, associé soit à la forme intellectuelle, soit à la forme
« automatique, est, dans les deux cas, le principal mobile
« et le signe le plus caractéristique de l'imitation. »

Nous connaissons une dame, d'un tempérament nerveux,
qui a éprouvé plusieurs crises hystériques et qui nous par-
lait d'une jeune fille habitant sa maison. Cette jeune fille
est en proie à des crises violentes de ce genre. Or cette dame
nous faisait l'aveu secret qu'elle éprouvait en elle une sen-
sation bien extraordinaire, qui lui faisait craindre d'avoir
des crises analogues. Nous lui avons défendu de donner à
l'avenir ses soins à cette jeune malade.

Il n'est donc pas douteux que l'épilepsie se transmette
par *imitation* et que les crises de ce genre dans les réunions
nombreuses ne soient, par conséquent, un danger réel pour
la santé publique.

3° AU POINT DE VUE DE LA SÉCURITÉ DES PERSONNES
ET DES PROPRIÉTÉS.

Il n'est malheureusement que trop vrai que certains épileptiques, à la suite de leurs crises, sont poussés à l'instinct
homicide, et que d'autres *mettent le feu* dans des propriétés
avoisinantes de la leur, ou à leur propriété même. Il n'est
pas d'auteurs, s'étant occupés de la matière, qui ne relatent
des exemples de ce genre. Nous demandons la permission
d'en citer deux que nous avons observés nous-même : En
1830, lorsque nous étions attaché au service de Ferrus, en
qualité d'interne du service des aliénés, nous observions un
individu d'une quarantaine d'années, qui au moment de la
visite ne manquait jamais de se prosterner à genoux et de
supplier le médecin de le rendre à la liberté. Nous deman-
dâmes alors pourquoi on laissait toujours en loge un individu qui paraissait jouir d'une certaine raison et d'un certain calme. On nous répondit que c'était un épileptique,
qui méritait la plus grande surveillance, parce qu'un soir,
au moment où tout le monde était endormi dans son dor-
toir, il avait pris un manche à balais et avait d'un ou plusieurs coups assommé son voisin, épileptique comme lui ;
puis avec un grand sang-froid, passait au second ; celui-ci
réveillé par le coup put heureusement appeler au secours
et se défendre enfin de ce furieux, qui aurait probablement
continué son œuvre de destruction avec le même calme et
le même sang-froid apparents, s'il n'eût été dérangé par les
gardiens et les autres personnes de la salle.

Daus l'année 1846 un incendie se déclare dans une maison
de la commune de Chantelle le Château ; on ne tarda pas à
reconnaître que c'était le propriétaire lui-même qui avait
mis le feu ; l'affaire instruite, le coupable fut transporté dans
la maison d'arrêt de Moulins, et comme on avait quelques
doutes sur l'état des facultés mentales de cet individu,

nous fûmes interrogé par la justice et nous déclarâmes, devant le jury de l'Allier, que l'inculpé ayant eu très-positivement un accès d'épilepsie dans la prison, accès dont nous avions été le témoin, nous n'hésitions pas à penser que c'était après un accès du même genre, que dans son trouble intellectuel, il avait mis le feu chez lui. Cette opinion était d'autant plus probable, que ce crime n'était fondé sur aucun mobile d'intérêts ; en effet la maison n'avait point été assurée. Or l'on sait que c'est souvent pour obtenir une indemnité supérieure à la valeur réelle d'un immeuble, que certains individus ont mis le feu à leur propre maison. D'après notre déclaration, le jury acquitta ; mais l'individu fut aussitôt renfermé dans l'asile des aliénés épileptiques, sur la réquisition du procureur du roi.

Nous pourrions, nous l'avons dit, multiplier dans ce travail la série d'exemples analogues à ceux que nous venons de citer. Nous nous contenterons d'affirmer que tous les ans l'autorité préfectorale est vivement sollicitée pour l'admission d'épileptiques dans l'asile de Ste-Catherine et que les motifs d'admission sont presque toujours fondés sur des *incendies* ou des *tentatives d'incendie* que l'on attribue aux malheureux malades devenus ainsi un danger permanent pour l'ordre public et la sécurité des personnes et des propriétés.

Nous demanderons cependant la permission de citer encore un auteur du plus grand mérite M. Morel, médecin chef de l'asile de St-Yon (Seine-Inférieure). Cette citation sera comme le résumé des dangers que présente pour la société la libre circulation des épileptiques simples ou de ceux dont le cerveau a fini par être troublé dans ses fonctions mentales :

« Des 70 épileptiques de l'un et l'autre sexe que nous « possédons, il n'en est aucun dont l'isolement ne soit com- « plétement justifié par le résumé des motifs qui suit, et

« qui n'est que l'analyse des enquêtes qui ont été or-
« données par l'autorité administrative.

« Ils étaient devenus dangereux en portant du feu dans
« toutes les parties de la maison et en menaçant de l'in-
« cendier. Quelques-uns ont mis leurs menaces à exécution.
« Ils avaient si peu de discernement, qu'ils commettaient
« des délits, des vols dans les campagnes et coupaient du
« bois dans les forêts : l'un d'eux a blessé mortellement
« un garde forestier qui voulut l'arrêter. Leurs accès étaient
« si violents et si instantanés, qu'ils tombaient dans le
« feu ; quelques-uns portent encore les traces d'horribles
« brûlures. Ils inquiétaient les populations par leurs
« propos étranges, incohérents ; ils entraient dans les mai-
« sons et dans les cabarets, et demandaient impérieuse-
« ment à boire ; ils tombaient dans les rues et effrayaient
« les femmes et les enfants par le hideux et désolant spec-
« tacle de leur épouvantable infirmité. Quelques-uns avaient
« déjà fait plusieurs tentatives de *suicide* et *d'homicide* ; la
« pauvreté des familles les obligeait à garotter leurs ma-
« lades, à les enchaîner même, quand on les laissait seuls
« à la maison. Il devenait impossible de confier leur sur-
« veillance à une femme ou à un enfant ; ils étaient d'une
« méchanceté extrême, surtout avant les moments de leurs
« accès, et il fallait souvent plusieurs hommes pour les
« maintenir. Ils ont frappé leurs femmes enceintes, porté
« la démoralisation dans leurs familles par la perversité
« de leur langage et l'immoralité de leurs actes.

« Les femmes ont présenté peut-être plus de dangers en-
« core que les hommes ; leurs tendances ont été poussées
« jusqu'à l'érotisme et la nymphomanie ; elles se sont livrées
« au premier venu. Il s'est enfin trouvé des individus assez
« pervers, pour abuser de la malheureuse position de
« quelques épileptiques, imbéciles, idiotes, repoussantes
« même au physique, et ils les ont rendues enceintes. »

On le voit, cet exposé est des plus saisissants, et après l'avoir lu, il ne reste plus rien à dire pour la démonstration de la thèse que nous soutenons :

Il est donc bien prouvé :

1º Que les épileptiques abandonnés à eux-mêmes courent de très-grands dangers ;

2º Qu'ils en font courir de bien plus redoutables à la société pour laquelle ils sont une menace permanente sous le triple rapport de *l'hygiène publique*, de *la morale*, et de *la sécurité des personnes et des propriétés*.

Quelle sera donc la conclusion des considérations qui précèdent ?

C'est qu'*un asile doit être ouvert d'une manière impérieuse, nécessaire aux indigents atteints d'un mal aussi grave et aussi redouté que l'épilepsie*.

Mais, nous dit-on de toute part, pourquoi ne pas recevoir ces malheureux dans l'asile des aliénés de Ste-Catherine (Allier) ?

Voici notre réponse : 1º la législation actuelle s'y oppose ; 2º l'asile départemental est complétement insuffisant.

Nous avons lu avec attention la loi du 30 juin 1838 sur les aliénés et nous voyons à l'art. 1er du titre Ier que : chaque département est tenu d'avoir un établissement public, *spécialement destiné à recevoir et soigner les aliénés*, ou de traiter, à cet effet, avec un établissement public ou privé, soit de ce département, soit d'un autre département. On le voit, il n'est ici nullement question des épileptiques simples et si l'on compte dans les asiles un grand nombre de personnes atteintes de cette maladie, c'est qu'elles sont en même temps *aliénées*.

Du reste, *le règlement du service intérieur*, qui accompagne la loi, est plus explicite encore, on y lit :

Section 1re. — Destination de l'établissement.

L'asile public de.... est exclusivement consacré aux aliénés des deux sexes.

Mais, dans les instructions qui accompagnent sa circulaire du 20 mars 1857, M. le ministre, reconnaissant la lacune de la loi relative aux épileptiques simples, dit :

« Il est des asiles qui, indépendamment des aliénés
« ordinaires reçoivent des *épileptiques simples*, c'est-à-dire
« qui ne sont pas frappés d'aliénation mentale. Dans ce cas,
« l'art. 1er du règlement devra se terminer par un para
« graphe ainsi conçu : ·
« A l'établissement principal, est annexé un quartier
« *entièrement isolé des bâtiments affectés aux démens* et des
« tiné à recevoir les épileptiques non aliénés. »

Le législateur a eu grandement raison de séparer les aliénés des épileptiques simples, parce que ces derniers, dont la susceptibilité nerveuse est déjà si grande, n'ont pas besoin de recevoir les excitations continuelles que ne manqueraient pas de produire sur eux l'agitation, les cris, le désordre des idées des malheureux aliénés. Comme aussi, d'après Esquirol , il ne faut pas aggraver la position des démens, en les exposant à devenir encore épileptiques.

Avant de clore ces considérations, nous tenons à prouver qu'au lieu d'aller en diminuant, l'épilepsie tend au contraire à se développer de plus en plus :

Esquirol donne la statistique des épileptiques existants à la Salpétrière, au 31 décembre 1813. On sait que cet établissement ne reçoit que des femmes. Il était alors de 289.

A Bicêtre au contraire, qui ne reçoit que les aliénés du sexe masculin, le nombre des épileptiques n'était que de 162.

Dans l'année 1829, pendant que nous étions l'interne de Rostan, la division des épileptiques, à la Salpétrière, comptait plus de 600 malades, et en 1830, pendant que nous étions, en la même qualité, dans le service de Ferrus, celle des épileptiques, à Bicêtre, atteignait environ le chiffre de 500.

Dans l'asile de Ste-Catherine près Moulins, les tableaux officiels donnent le résultat suivant :

Etat de situation.

TOTAL DES MALADES.	ÉPILEPTIQUES hommes.	ÉPILEPTIQUES femmes.	PLACES disponibles.
Au 16 juin 1852 243	8	19	41
Au 26 décemb. 1855 267	31	48	3
Au 2 septemb. 1858 279	34	43	1
Au 28 avril 1870.... 296	22	26	0

M. le directeur Chasseloup de Châtillon a renvoyé 27 malades de cette catégorie, qui lui ont paru moins dangereux que les autres et capables d'être admis dans des hospices. Cette mesure a été prise par lui, afin de donner quelques places de plus pour les aliénés furieux, qu'il est impossible de ne pas recevoir à l'asile.

Il résulte donc de ce tableau, que depuis 1852 le nombre des démens et des épileptiques est allé toujours en augmentant et que les choses en sont arrivées à ce point qu'il faut, de toute nécessité, prendre des mesures pour un agrandissement de l'asile des aliénés, ce qui ne serait pas indispensable, si l'on mettait à exécution un projet conçu en 1852 par M. le comte Guyot, alors préfet de l'Allier, et adopté en principe par le Conseil général. Pourquoi faut-il que M. Delahante, successeur de M. Guyot, soit venu arrêter en 1854 le noble élan de nos administrateurs départementaux ?

Le mal est grave ; nous indiquons le remède ; espérons que M. le baron Servatius, dont tout le monde connaît le zèle et le complet dévouement aux classes malheureuses et souffrantes, reprendra avec empressement le projet momentanément abandonné par son prédécesseur, et qu'il aura la gloire d'avoir, de concert avec MM. les membres du Conseil général, doté notre département d'un asile supplémentaire destiné aux *épileptiques simples* dont la triste position intéresse tout le monde, et dont la présence au milieu des populations est une menace permanente pour l'hygiène publique, la morale et enfin pour la sécurité des personnes et des propriétés.

Après la lecture de ce mémoire, M. le Président a demandé au Conseil d'hygiène s'il en approuvait le but et les conclusions ; un vote unanime et approbatif a répondu à cette proposition.

ARRONDISSEMENT DE GANNAT

—

Composition du conseil d'hygiène publique et de salubrité pour l'année 1869.

Président : M. PELLAT, sous-préfet.

Vice-Président : M...

Secrétaire : M. BOYZY.

Membres :

MM. BRUN.

    BÉCHONNET.

    Marquis DE MONTLAUR, membre du conseil gé-général de l'Allier.

    RICHARD, membre dudit conseil général.

    Dr TRAPENARD, médecin à Gannat.

    Dr MIGNOT, médecin à Gannat.

    DANVAL, médecin à Gannat.

    Dr VANNAIRE, médecin à Gannat.

    GAUTHIER D'HAUTESERVE.

RAPPORT DE FIN D'ANNÉE

Présenté au conseil d'hygiène publique et de
salubrité de Gannat, le 13 janvier 1870,

PAR M. BOYZY, VÉTÉRINAIRE,

Secrétaire dudit conseil.

———

MESSIEURS,

Parmi les motifs donnés à M. le Préfet, par M. le Secrétaire du conseil d'hygiène départemental, pour expliquer
l'inéxécution de l'article 12 du décret du 18 décembre 1848,
je remarque celui-ci :

« .... Les arrondissements ont gardé le silence. Le
« conseil central répugnait à envoyer une œuvre incom-
« plète, et finalement, 20 années se sont écoulées sans que
« l'art. 12 du décret du 18 décembre 1848 ait reçu son
« exécution dans le département de l'Allier. (1) »

Or, je tiens à constater que depuis déjà bien des années,
sept au moins, le conseil d'hygiène de l'arrondissement de
Gannat, a pris en sérieuse considération le décret précité,
en adressant tous les ans à M. le Préfet, un rapport général,

---

(1) Les recherches que nous avons faites dans les bureaux de la
Préfecture nous ont prouvé que l'assertion de M. Boyzy est parfaitement exacte. C'est un regret de plus pour nous que ses travaux
ne nous aient pas été communiqués en temps opportun Espérons
que cet oubli ne se reproduira plus à l'avenir.

non-seulement sur les questions hygiéniques importantes
discutées dans son sein ; mais encore, sur les maladies épidémiques et contagieuses observées dans les différentes
communes de l'arrondissement pendant le cours de l'année.

Ce rapport annuel, réclamé par M. le Ministre, à tous les
conseils d'hygiène de France, est donc pour nous un travail
entré depuis longtemps dans nos habitudes ; aussi n'avons-
nous d'autre engagement à prendre, que celui de suivre nos
anciens errements :

Cela dit : j'entre immédiatement en matière.

Votre 1re séance a été consacrée à l'examen des rapports
de MM. les médecins-vaccinateurs pour l'année 1868. Il est
résulté de l'examen de ces rapports que sur 1463 naissances 1273 vaccinations ont été pratiquées ; soit 180 enfants
non vaccinés par les médecins vaccinateurs : chiffre insi-
gnifiant, si l'on tient compte de la mortalité et des vaccinations pratiquées par les sages-femmes.

Si vous comparez ces chiffres à ceux obtenus en 1860,
par exemple, vous remarquerez avec plaisir, la tendance
qu'ont les populations de vouloir se mettre de plus en plus
sous la protection de cette opération bienfaisante.

En effet, en 1860, sur 1534 naissances, il n'y a eu que
1179 vaccinations. Ce résultat heureux que, du reste, le
conseil est à même de constater tous les ans, doit être attri-
bué : partie à la plus grande somme d'instruction répartie
entre les gens de la campagne , partie aussi, à MM. les
médecins-vaccinateurs dont le zèle a vaincu, bien des fois,
l'indifférence des populations pour se préserver d'un fléau
considéré par elles, comme toujours trop éloigné ou incer-
tain, pour prendre le temps de songer à se précautionner
contre lui.

Vos autres réunions sont le plus souvent motivées par
des demandes d'établissement de fours à chaux dans les
communes de votre ressort. Il ne saurait d'ailleurs en être
autrement dans un arrondissement essentiellement agricole

qui, en quelques années, a pu faire assez de progrès au point de vue de l'agriculture proprement dite et de l'élevage du bétail, pour atteindre presque le 1ᵉʳ rang dans les concours.

La mise en culture de terrains jusque-là improductifs n'a pas été le seul avantage d'un chaulage raisonné ; l'état sanitaire de certaines communes a subi, à son avantage, une transformation complète. En donnant à certains sols argileux la perméabilité qui leur manquait, la chaux a détruit à tout jamais, un très-grand nombre de petits foyers d'infection d'où se dégageaient, pendant les chaleurs de l'été, des agents miasmatiques que de tout temps on a considéré comme exerçant une influence pernicieuse sur l'économie animale ; en augmentant les produits de la terre, elle a aussi porté plus d'aisance dans toutes les classes agricoles, ce qui leur a permis de se mieux vêtir, de se mieux nourrir, et d'opposer ainsi, aux causes déjà affaiblies des maladies épidémiques, un organisme plus en état de leur résister.

Vous voyez, Messieurs, par ce simple aperçu, que la fâcheuse influence que paraît exercer sur la vigne, au point de vue du goût du vin, sa trop grande proximité des fours à chaux, est très-largement compensée par les avantages immenses que procure leur création, tant sous le rapport de l'agriculture que sous celui de l'hygiène publique. Du reste, la condition que vous imposez toujours aux pétitionnaires, de se servir de coke aux époques de la floraison et de la maturation du raisin, paraît suffisante pour détruire toute action préjudiciable sur ce fruit.

Deux demandes pour la fondation de deux abattoirs, vous ont été adressées pendant le cours de cette année. C'est la première fois que vous aviez à donner votre avis sur de semblables établissements dont l'utilité, à tous les points de vue, vous a paru incontestable.

C'est la ville d'Ebreuil qui dans notre arrondissement, a donné l'exemple ; il est bien à craindre que de longtemps, elle ne soit imitée ; car l'autre demande, faite par un industriel pour la ville de Gannat, ne me paraît pas, jusqu'à présent du moins, devoir être suivie de réalisation. Les conditions que vous avez imposées, seraient-elles pour quelque chose dans l'abandon du projet? Quoi qu'il en soit; cet abandon serait d'autant plus regrettable, qu'une usine à gaz devait être construite en même temps que l'abattoir et que les habitants de Gannat ne se seraient pas mal trouvés d'un surcroit de lumières.

L'année 1869, en raison d'une température généralement froide et humide pendant les quatre premiers mois de l'année, d'une température réputée malsaine par l'impression désagréable qu'elle fait éprouver ; en raison de variations thermométriques fort brusques et très-fréquentes suivies d'un été exceptionnellement sec et chaud n'a pas été très-favorable à la santé des populations de notre arrondissement.

Cependant, il n'aurait pas dû en être ainsi s'il était bien vrai que l'ozone, par suite de l'extrême activité chimique dont on le dit doué fût un agent destructeur des gaz méphytiques et des miasmes qui existent dans l'atmosphère, et que ces miasmes brûlés par lui, fussent transformés en matières inertes sans action nuisible sur notre économie ; s'il était encore bien vrai que les vents qui nous viennent de la mer soient ceux qui nous apportent la plus grande quantité d'air ozonisé, lequel se formerait sous l'influence des bourrasques, des tempêtes, de l'évaporation de l'eau et des actions électriques qui accompagnent ces phénomènes au sein des mers; il n'aurait pas dû en être ainsi, dis-je, car l'année qui vient de s'écouler peut compter parmi les plus venteuses ; (les nombreux désastres maritimes en font foi) et la quantité d'ozone dans notre atmosphère, aurait dû être tort au-dessus de la moyenne.

Il n'est pas encore opportun de se faire une opinion définitive sur un corps si nouveau et si incomplétement étudié ; la vérité sur son compte ne peut ressortir que d'un très-grand nombre de faits consciencieusement interprétés.

L'épidémie d'oreillons que je vous signalais dans mon précédent rapport comme ayant suivi presque toutes les communes de l'arrondissement pendant le cours de l'année 1868, a continué à sévir sur la population du canton d'Ebreuil pendant les trois premiers mois de cette année. Elle s'est compliquée jusqu'à sa disparition, de métastase sur les testicules.

La fièvre typhoïde qui a régné un peu partout avec tant d'intensité pendant les cinq derniers mois de l'année passée, a continué ses ravages jusqu'au mois de mai dans les cantons de Chantelle et de St-Pourçain. Si la mortalité qu'elle a occasionnée n'a pas été très-considérable dans le premier de ces cantons, elle a été, par contre, d'un cinquième dans le second.

Dans le canton de St-Pourçain, un très-grand nombre de fièvres muqueuses ont été observées vers la même époque ; toutes ont eu une terminaison favorable.

A partir du mois de septembre, la fièvre typhoïde a reparu, par cas isolé, sur tous les points de l'arrondissement. Dans les cantons de Chantelle et d'Ébreuil, dans ce dernier surtout, elle s'est attachée aux enfants en bas-âge et s'est très-fréquemment compliquée de bronchite. Fort peu de malades ont succombé ; quelques-uns parmi ceux du premier âge seulement.

L'abaissement subit de la température vers la fin d'octobre a déterminé de nombreuses angines qui ont disparu avec la cause qui les avait fait naître et n'ont, par conséquent, pas eu de durée.

Les affections exauthématheuses (scarlatine, rougeole) se sont principalement montrées dans les cantons de Gannat, de St-Pourçain et d'Escurolles.

La rougeole a revêtu une certaine gravité en raison de la

fièvre qui l'accompagnait et dont les phases étaient à peu près celles de la fièvre muqueuse.

Les très-jeunes enfants ont seuls succombé à cette affection.

Vers le mois d'avril, il y a eu d'assez nombreux cas de variole dans les cantons de Gannat et de St-Pourçain. Les enfants et les adultes, vaccinés ou non, ont indistinctement payé leur tribut à cette maladie. Dans le canton de St-Pourçain, èt chez un certain nombre de malades, la variole s'est terminée d'une manière fâcheuse, par suite de résorption purulente ou de méningite.

Un des faits pathologiques les plus remarquables de cette année, a été la fréquence des affections rhumatismales et névralgiques même pendant les mois les plus chauds ; et aussi une épidémie d'ophthalmie dans trois communes du canton de Chantelle pendant les quatre premiers mois de l'année. La majorité des malades a été fournie par des enfants de six à douze ans appartenant tous à la classe agricole. La violence des vents qui ont régné au printemps peut en être considérée comme la principale cause occasionnelle.

Enfin, on me signale comme une grande rareté : l'absence totale de fièvres intermittentes dans le canton d'Ébreuil. Pendant tout le cours de l'année, il n'est, en effet, pas entré un seul fiévreux à l'hôpital qui, du reste, a presque toujours été complétement vide et n'a reçu que des malades par suite d'accidents.

La population du canton d'Ébreuil, aurait donc échappé à cette influence morbide qui a existé pendant la plus grande partie de l'année, et dont les effets se sont faits sentir sur tous les autres points de l'arrondissement. C'est que, sans doute, les causes générales d'insalubrité dépendant de la fermentation des matières organiques, sont probablement moins nombreuses qu'ailleurs : en effet, la rivière qui le contourne, avec son lit granitique étroit et encaissé, ne peut se trouver malgré le retrait de ses eaux, dans les conditions favorables à la genèse d'agent-morbifique, et les vallées humides mais très-inclinées qui existent en grand nombre dans ce canton, complétement desséchées ainsi que les fossés, par les chaleurs de l'été, n'ont pu fournir les miasmes regardés jusqu'à présent, comme nécessaires à l'évolution de la fièvre intermittente.

Les animaux, plus que l'homme, doivent être, et sont en effet plus facilement influencés par les causes générales de maladies dépendant de l'impureté de l'air et des eaux.

Aussi la fièvre typhoïde qui, jusque-là, ne s'était montrée chez les chevaux de notre arrondissement, que par cas isolé, a-t-elle régné épidémiquement un peu partout à partir du mois de novembre 1868, jusqu'au mois de mars dernier ; c'est-à-dire à l'époque où la même maladie sévissait avec le plus d'intensité chez les hommes. C'est toujours la forme pectorale qu'elle a revêtue ; un huitième environ des animaux atteints a péri.

Le choléra de la volaille s'est décidément acclimaté dans notre pays. C'est une maladie de laquelle nous ne pouvons dire ni pourquoi elle est venue, ni quand elle cessera.

Ordinairement, elle choisit ses victimes parmi les poules et les poulets ; cette année, elle a présenté cette particularité de s'attaquer de préférence, dans beaucoup de communes aux oies et aux dindons.

La viande, comme toujours, a pu être consommée sans qu'il en soit résulté d'accidents.

L'émigration me paraît toujours être le meilleur moyen à lui opposer.

Aucun cas de rage bien authentique n'a été observé pendant le cours de cette année.

Gannat, le 11 janvier 1870.

BOYZY, *vétérinaire.*

ARRONDISSEMENT DE LAPALISSE

—

Membres composant le conseil d'hygiène publique et de salubrité pour l'année 1869.

Président : M. Jolivot, sous-préfet.

Vice-Président : M. le docteur Meilheurat, maire de Lapalisse.

Secrétaire : M. Laborde, docteur-médecin à Lapalisse.

Membres :

MM. Dʳ Cornil, médecin à Cusset.

Faure, pharmacien à Lapalisse.

Delaberthe, agent-voyer d'arrondissement.

Canillac, vétérinaire.

Dʳ Jardet, médecin à Vichy.

Ducroux, conseiller d'arrondissement.

Martin Lagardette.

Dʳ Durand de Lunel, médecin à Vichy.

RAPPORT ANNUEL DE 1869

—

MONSIEUR LE SOUS-PRÉFET,

Les soussignés Ducroux, Martin-Lagardette et Meilheurat, chargés par le conseil d'hygiène de rédiger le rapport qu'il doit fournir à l'administration sur ses travaux de l'année écoulée, et sur les questions de sa compétence, conformément aux circulaires de Son Excellence M. le Ministre de l'agriculture et du commerce, ont l'honneur de vous adresser l'exposé qui suit, pour l'année 1869.

Composition du conseil.

Les membres en fonction, pendant ladite année, ont été MM. Cornil Félix, Meilheurat, Jardet et Laborde.

M. Canillac, médecin vétérinaire.

MM. Ducroux, conseiller d'arrondissement et Martin-Lagardette, ancien conseiller d'arrondissement.

M. Delaberthe, agent-voyer d'arrondissement.

Deux places étaient vacantes, M. le docteur Durand de Lunel et M. Faure, pharmacien à Lapalisse, ont été nommés par arrêté du 31 décembre 1869, le premier en place de M. le docteur Bonneau, démissionnaire, et le deuxième en remplacement de M. Tabardin, décédé à la suite d'une longue maladie, qui, depuis deux ans le tenait éloigné des séances du conseil. Ses collègues lui doivent de justes regrets, qu'ils s'empressent de consigner ici à sa mémoire.

Le conseil se trouve donc au complet pour l'année 1870.

Affaires soumises au conseil pendant l'année 1869.

Les affaires qui ont été soumises aux délibérations du conseil ne comprennent que trois demandes formées : la première par M. Blanchet Antoine, tendant à obtenir l'autorisation de construire un four à chaux sur le territoire de la commune de Vernet.

La deuxième, par M. Tyzon, à l'effet d'obtenir l'autorisation d'établir un four à chaux sur le territoire de la commune de St-Gerand-le-Puy ;

La troisième, par M. Demilly, sollicitant l'autorisation d'établir un four à poterie, au lieu des Robiers, commune de Vichy.

Le Conseil prenant en considération, d'une part : que les enquêtes ouvertes dans les communes du Vernet, de St-Gerand-le-Puy et de Vichy n'ont donné lieu à aucune opposition contre ces projets.

Considérant, d'autre part, l'utilité publique des fours à chaux, au point de vue surtout de l'amendement des terres devenu aujourd'hui une nécessité pour l'agriculture ;

Considérant encore les avantages pour les habitants de voir progresser la fabrication de la poterie et mettre à profit les nombreux gisements de terrains propres à cette industrie, qui était très-répandue dans la période gallo-romaine, comme l'indique le grand nombre de vestiges et de débris de poterie ancienne, découverts chaque jour, a émis un avis favorable pour la création de ces trois établissements.

Vaccinations de 1869.

Dans la séance du 28 janvier dernier, le conseil a pris connaissance des vaccinations pratiquées en 1869 dans l'arrondissement, et a examiné avec intérêt les états de MM. les médecins vaccinateurs, ainsi que le tableau récapitulatif des vaccinations opérées par commune. Cet examen a donné lieu aux remarques suivantes : plusieurs états sont rédigés d'une manière incomplète, un grand nombre ne mentionnent pas le nombre des naissances ; il a fallu pour remplir cette omission attendre longtemps les renseignements fournis à la sous-préfecture, ce qui a retardé la rédaction du présent rapport.

Un assez bon nombre d'états ne sont signés ni par les vaccinateurs, ni par les maires. M. Lucot, médecin cantonal de cinq communes du canton de Jaligny, n'a fourni aucun état de vaccinations, malgré plusieurs lettres de rappel. Le canton du Mayet, sur neuf communes, n'a produit que deux états, l'un pour la commune de Châtel-Montagne, l'autre pour celle de Ferrières. Par suite, sept communes paraissent n'avoir point participé aux bienfaits de la vaccine. M. Jarry, médecin cantonal, accuse d'un côté la mauvaise qualité du vaccin qui lui a été fourni et d'autre part, la négligence de la sage-femme du Mayet qui lui avait demandé à vacciner dans le canton.

En somme, sur 2,291 naissances constatées, il y a eu 1,305 vaccinations. En 1868, sur 2,197 naissances il y avait 1,721 vaccinations ; il existe donc une diminution notable pour 1869, qui est en partie expliquée par l'absence de vaccinations dans douze communes. Toutefois le docteur Laborde fait observer que les sages-femmes de Lapalisse ont vacciné bon nombre d'enfants, mais qu'elles ont négligé de lui fournir leur liste. M. Jarry fait aussi observer que dans son canton beaucoup de femmes propagent le vaccin avec des aiguilles, dans quelques communes du canton de Lapalisse il en est de même. Ces faits tendent à augmenter le nombre des sujets vaccinés.

Quoi qu'il en soit, le conseil remercie MM. les médecins vaccinateurs qui ont accompli avec zèle leur tâche souvent très-difficile ; il se plaît particulièrement à citer le docteur Millet de Cusset, dont le dévouement, malgré les années, ne se ralentit pas, et qui cette année a vacciné 290 sujets sur 349 naissances dans sa circonscription.

Le conseil fait appel à l'administration, afin de rendre les états de vaccination plus complets, et de veiller à ce que le service de la vaccination soit assuré dans toutes les communes.

Variole.

Le conseil a été heureux de constater qu'il n'y a eu dans l'arrondissement que quelques cas de variole tout à fait isolés. On a cité seulement huit cas et un seul décès. Ce résultat doit engager l'administration à propager le plus possible les vaccinations et les revaccinations ; il est démontré qu'il y a opportunité de se faire revacciner tous les dix ou douze ans. Avec cette précaution, si l'on n'est pas complétement assuré contre la variole en temps d'épidémie, au moins on a presque l'assurance de n'avoir qu'une varioloïde ou variole bénigne, qui ne met pas la vie en danger.

Épizootie.

Le conseil constate qu'il n'a régné dans l'arrondissement aucune épizootie. On cite seulement quelques exploitations qui ont perdu de jeunes animaux de l'espèce bovine, suite d'affection charbonneuse. Quoique cette maladie soit éminemment contagieuse, elle ne s'est montrée qu'isolément.

Etat sanitaire.

L'état sanitaire de l'arrondissement a été très-bon en 1869. Sauf deux communes du canton du Donjon, où ont régné à l'état d'épidémie l'angine couenneuse et la fièvre typhoïde, toutes les autres ont été indemnes de toute épidémie, de toute contagion.

En terminant ce rapport, Monsieur le Sous-Préfet, nous ne pouvons négliger de vous dire combien l'hygiène publique s'est améliorée dans nos villes et campagnes depuis quelques années ; partout, plus de propreté, des logements plus sains, mieux aérés, en même temps une population mieux constituée, mieux nourrie, mieux vêtue, résultat des progrès de l'agriculture et de la richesse croissante du pays.

Toutefois, il ne faudrait pas croire qu'il ne reste rien à faire, sous le rapport hygiénique. — Dans nos petites villes et bourgs, un grand nombre de maisons manquent de lieux d'aisance. Aussi, les carrefours, les impasses, et parfois même les rues sont-ils les lieux de dépôts des ordures des habitants. — Ne pourrait-on pas exiger par mesure de police, l'établissement dans chaque habitation d'une fosse bien faite ? Les villes ne pourraient elles pas construire des *latrines* pour le public ?

L'eau potable manque souvent surtout l'été dans les campagnes. Il faudrait pouvoir démontrer aux habitants les avantages d'avoir de bonne eau, et dans ce but, la nécessité de creuser des puits.

Il existe encore certaines mares, infectes l'été, bien des logements insalubres, mais enfin, en jugeant de ce qui a été fait depuis quelques années, espérons que nous continuerons de marcher vers un avenir encore meilleur que nous promet la sollicitude de l'administration.

Veuillez agréer, Monsieur le Sous-Préfet, l'assurance de notre considération la plus distinguée.

Lapalisse, le 18 avril 1870.

MEILHEURAT.
DUCROUX.
MARTIN-LAGARDETTE.

Ce rapport a été approuvé par le conseil d'hygiène dans sa séance du 20 avril 1870.

Le Sous-Préfet, président.

JOLIVOT.

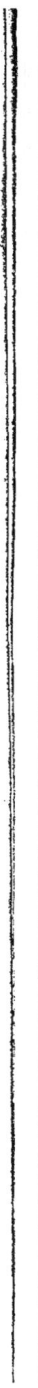

ARRONDISSEMENT DE MONTLUÇON

—

Composition du conseil d'hygiène publique et de salubrité pour l'année 1869.

Président : M. LASSERRE, sous-préfet.

Vice-Président : M...

Secrétaire : M. DECHAUD, docteur-médecin.

Membres :

MM. DUCHÉ, docteur-médecin à Montluçon.

DUFOUR, docteur-médecin à Montluçon.

BOUYONNET D'ARMEL, juge honoraire.

MEILLET, pharmacien.

GEORGE, ancien pharmacien.

ZÈGRE, adjoint au maire de Montluçon.

FOREY, directeur de forges.

CONSTANT, vétérinaire.

PANGAUD, docteur-médecin à Montluçon.

RAPPORT ANNUEL. — ANNÉE 1869

—

Extrait du registre des procès-verbaux
du conseil d'hygiène et de salubrité publiques
de l'arrondissement de Montluçon.

Aujourd'hui trois mars mil huit cent soixante-dix, le
conseil d'hygiène et de salubrité publiques, régulièrement
convoqué, s'est réuni à l'hôtel de la sous-préfecture, sous
la présidence de M. Lasserre, sous-préfet ;

Sont présents : MM. Forez, Dufour, Dechaud, Gautron,
Georges et Yves ;

M. le président déclare la séance ouverte et après avoir
donné lecture d'un arrêté de M. le Préfet de l'Allier, en date
du 31 octobre dernier, qui nomme membres du conseil
MM. Dufour, Georges et Gautron, pour une période de quatre années, qui prendra fin le 31 octobre 1873, et M. Yves,
Théophile, dont le mandat expirera le 31 octobre 1871,
chacun des membres nouvellement choisis prête indivi-
duellement et successivement le serment prescrit par l'art.
14 de la constitution et le sénatus-consulte du 23 octobre
1852, dont la formule est ainsi conçue :

Je jure obéissance à la Constitution et fidélité à l'Empereur.

Ils sont en conséquence installés dans leurs fonctions.

La parole est donnée à M. Dechaud, rapporteur, qui rend
compte de la manière suivante des travaux du conseil, pendant l'année 1869 :

1° Une demande en autorisation par la société Boigues-Rambourg et Cie pour construire deux hauts-fourneaux en extension de son usine déjà existante.

Ce projet, malgré son importance pour notre population industrielle, a soulevé plusieurs oppositions très-vives. Toutefois, le conseil considérant que ces établissements ne sont pas insalubres, que beaucoup d'ouvriers et de familles vivent parfaitement auprès et à l'entour ; que l'expérience s'est prononcée dans de nombreuses usines lointaines et particulièrement sous nos yeux à Montluçon même et à Commentry ; que ces hauts-fourneaux chauffés au coke fournissent peu de fumée; que les gaz recueillis dans des tuyaux, serviront à produire la vapeur qui fera mouvoir la soufflerie et seront brûlés ; que ces machines soufflantes, bien faites, ne feront entendre aucun bruit incommode à distance, ni ne détermineront aucune secousse sensible; que des cheminées très-hautes (de 40ᵐ) projetteront à de grandes hauteurs et mêleront impunément à la masse atmosphérique la fumée et les gaz qui s'échapperont ; que dans ces conditions il est important de favoriser l'extension de notre industrie ;

Le conseil, après une longue discussion, laissant réservés les recours en dommages que pourraient néanmoins éprouver quelques voisins, émet un avis favorable.

Déjà ces hauts-fourneaux sont en construction et occupent et font vivre beaucoup d'ouvriers.

Plus tard nous saurons dire si les inconvénients appréhendés se seront réalisés.

2° Plusieurs membres signalent comme dangereux et malsain un large fossé d'écoulement, parallèle au canal du Cher, partant du pont de la Verrerie et allant au pont dit de Blanzat.

D'un côté il est bordé de chantiers, de maisons qui aboutissent au chemin par des passerelles ; de l'autre il est attenant au port et longe le canal, rive gauche.

Le parcours est très-fréquenté par les piétons et par les voitures : les sœurs de la grande usine de St-Jacques (forges et hauts-fourneaux) y tiennent entre autres leurs écoles, leur maison de secours et leur pharmacie ; il y a sur la même ligne une scierie mécanique, une fonderie, deux fours à chaux et beaucoup de petites maisons. Le danger est établi par ces faits que plusieurs enfants, plusieurs grandes personnes y sont tombés, que plusieurs voitures y ont versé et ont la plus grande peine à se croiser là, le terrain du canal étant bordé d'arbres et encombré de bois, de pierres, de dépôts de toute espèce. L'insalubrité résulte de ce que dans cette gouttière ouverte il se jette toute sorte de produits putrescibles, et que c'est là un foyer d'émanations très-malsaines. Ce fossé destiné primitivement, avant l'extension de la ville, à recevoir des eaux d'infiltration, claires, pourrait être facilement voûté et couvert ; plusieurs propriétaires l'ont fait devant leurs habitations à leurs frais ; mais il y a de trop longues lacunes, et le conseil regrette que les administrations du canal et de la ville n'aient pu s'entendre pour assurer et assainir ce quartier. Il émet donc le vœu que le gouvernement presse ces administrations de réunir leurs efforts, et leur vienne lui-même en aide pour cette réparation urgente, qui constitue par excellence une des questions d'hygiène publique les plus saillantes à signaler.

3° Le conseil a donné une opinion favorable sur la demande de construction d'un four à briques par le sieur Rivaudon sur un terrain bordant la route de Clermont à Montluçon, à l'extrémité du faubourg des Forges : aux conditions d'un mur assez élevé, pour cacher la vue de la flamme et ne pas effrayer les chevaux ; et d'une cheminée de tirage assez haute pour entraîner la fumée et les mauvaises odeurs.

Hâtons-nous de dire que cette briqueterie fonctionne depuis un an et n'a soulevé aucune plainte.

6

4°, 5°, 6° et 7° Plusieurs autorisations de nouveaux cimetières : dans la nouvelle commune de Larquille, dans
celles de Désertines, de Prémilhat et de Vilhain. Ces créa-
tions ou translations n'ayant pas soulevé d'oppositions, le
terrain étant assez sec et perméable, la distance réglemen-
taire de 200 mètres de toute habitation existante étant
observée. Toutefois le conseil émet un avis de prévoyance,
c'est-à-dire qu'il appelle à ce sujet l'attention de Messieurs
les Maires pour que lesdits cimetières soient assez spacieux
et assez distants des maisons et en quelque sorte propor-
tionnés aux progrès des populations, pour ne pas être ainsi
renouvelés de génération en génération.

8°, 9° et 10° Autres autorisations de trois fours à chaux,
pour le sieur Héraud à St-Victor, Michard François à Mont-
vicq et Michard Gilbert à Doyet.

Le conseil est heureux d'avoir à encourager de pareils
établissements qui concourent à l'amélioration de l'agriculture, à la richesse du pays et au bien-être des gens de
la campagne.

11° *Vaccine.* — Le compte rendu de la vaccine établit
que pour tout notre arrondissement sur 3,745 naissances,
il y a eu 2,294 vaccinations opérées par les médecins officiels. S'il restait encore 1,451 sujets à vacciner ce serait
une immense lacune, mais il faut interpréter les manquants
sur les listes administratives par cette observation qu'un
grand nombre d'enfants est vacciné par les soins officieux
d'autres médecins, par des sages-femmes et par des parents
eux-mêmes. L'intelligence est faite à l'égard de la vaccine
dans notre arrondissement et, en dehors du zèle de MM.
les médecins cantonaux, les familles recherchent spontané-
ment les bienfaits de cet heureux préservatif.

12° *Épidémies.* — Le chapitre des épidémies paraît laisser
beaucoup à désirer dans les comptes-rendus des conseils
d'hygiène. Tous les ans, M. le Préfet nous adresse un ques-
tionnaire et des cadres à remplir et la plupart du temps

MM. les médecins n'y répondent pas. Cela provient de ces deux circonstances, que d'un côté M. le Préfet peut à juste raison s'attendre à quelque épidémie et que de l'autre la plupart des médecins se font un scrupule d'appliquer cette dénomination grave, effrayante, aux maladies semblables qu'ils ne manquent pas de rencontrer. Chaque année et même à chaque saison, il y a bien des groupes d'affections similaires, mais ce n'est là que ce que nous appelons les maladies régnantes, les constitutions médicales. L'épidémie entraîne l'idée d'un fléau, de maladies extraordinairement multipliées et condensées. D'autre part les mêmes malades sont vus trop souvent par plusieurs médecins, et sur nos cadres il pourrait y avoir double et triple relevé et des chiffres illusoires.

Ainsi cette année 1869 nous n'avons pas eu d'épidémies proprement dites, mais nous avons eu plusieurs groupes de maladies semblables :

1° L'hiver et au printemps, des bronchites, des pneumonies, des grippes et des coqueluches chez les enfants.

2° L'été et l'automne, beaucoup de diarrhées, de flux de sang et de véritables dyssenteries.

3° Des fièvres intermittentes en très-grand nombre dans la ville d'Outre-Cher, autour des usines, du canal, du marais de Blanzat et dans la campagne. Ces fièvres ont été remarquables par leur ténacité, leur tendance à la récidive et à s'hiverner envers et contre tout. J'ai noté la cachexie, la langueur et l'épuisement entraînant la misère dans les familles et la mort progressive chez quelques sujets.

Beaucoup de fièvres muqueuses et typhoïdes dont quelques-unes de condensées au nombre de deux à quatre dans la même maison, dans la même rue, dans le même village, et cela sans cause appréciable dans des conditions d'aisance et de salubrité, tout-à-fait au caprice de cet inconnu que les médecins sont réduits à appeler le génie épidémique.

Épidémie syphilitique de l'année précédente.

L'épidémie si extraordinaire de syphilis survenue dans une de nos verreries, que j'ai exposée l'année dernière à M. le Préfet et à l'académie de médicine, tire à sa fin. Il ne reste plus à signaler qu'un enfant de huit ans qui est affecté d'une perforation de la voûte palatine et d'une carie des os du nez ; et une jeune femme profondément cachectisée, septième victime qui succombera sans doute dans le cours de cette année.

Épizootie.

Tout s'enchaînant dans la nature et l'arrivée à point des récoltes et la pureté de la chair des animaux qui servent à notre alimentation contribuant éminemment à la santé publique, nous ne manquerons pas d'appeler l'attention de M. le Préfet sur une épizootie survenue pendant les trois derniers mois de· cette année (69) dans les communes de Sazeret et de St-Priest, canton de Montmarault et de St-Angel près Montluçon. Cette épizootie combattue par MM. les Maires et avec beaucoup d'intelligence par M. le vétérinaire Yves, s'est promptement limitée ; mais elle n'en a pas moins entraîné une perte de bétail évaluée à 5,790 fr.

Signé: DECHAUD.

Le rapport de M. Dechaud est mis aux voix et adopté à l'unanimité par le conseil.

A l'occasion de ce rapport et pour en affirmer les termes d'une manière plus précise, sur un point important, le con-

seil rappelle sa délibération du 29 août 1868 et est d'avis
que, si l'administration locale ne peut parvenir à s'entendre avec les propriétaires riverains et l'administration du
canal de Berry, pour les amener à construire à leurs frais
et dans la mesure de leurs intérêts respectifs un aqueduc
en maçonnerie destiné à détruire les causes d'insalubrité
qui résultent de l'existence du fossé à ciel ouvert latéral au
canal, l'autorité municipale, quand la santé publique est en
jeu, est suffisamment armée par la loi pour contraindre
l'administration du canal du Berry, propriétaire du fossé
en question, et par conséquent responsable, à prendre les
mesures nécessaires pour faire disparaître un foyer permanent des émanations morbifiques.

Et ont signé au registre les membres présents à la séance.

Pour copie conforme :

Le *Sous-Préfet,*

LASSERRE.

TABLE ALPHABÉTIQUE DES MATIÈRES

—

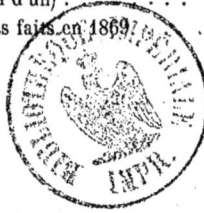